이제까지의 상식을 뒤엎는

초건강혁명

Natural Hygiene 이론 한국상륙

마츠다 마미꼬 지음
남 원 우 옮김

지성문화사

독자 여러분께

이 책은 직접·간접 간에 의학적 어드바이스를 제공하려는 것이 아닙니다. 또한, 의사의 지시 없이 환자에게 치료법으로서의 다이어트를 권하는 바도 아닙니다.

건강·영양을 다루는 전문가께서는 다른 여러 가지 견해를 지니고 계실 것입니다. 여기에서는 「진단」 또는 「처방」을 내고자 의도하는 바도 아닙니다.

이 책이 목적하는 바는 건강을 추구하는 인류 공통의 목표를 향해서 독자 여러분이 의사와 협력하는 데 유용하리라는 「근거 있는 건강정보」를 제공하는 일, 바로 그것임을 밝혀 둡니다.

역자의 머리말

헐벗고 굶주렸던 일제 치하의 우리 생활은 말할 것도 없고, 해방의 혼란기와 악몽 같은 6·25동란의 처참했던 시기를 거쳐, 「잘 살아보세!」를 외치면서 악을 써온 덕에 고도 성장을 이룩한 우리는 세계의 주목을 받으면서 오늘에 이르렀습니다.

그런데, 1970년대를 경계로 해서 오늘에 이른 우리 건강 상태를 그 전과 비교해 보면, 신뢰할 각종 통계와 매스컴이 밝히고 있듯이, 말이 아닐 정도로 악화 일로를 달리고 있습니다. 이러한 경향이 세계 공통적 현상이라고는 하지만, 성인병(생활습관병)을 비롯해서 예전에는 생각조차 하지 못하던 각종 난치병의 만연으로 웬만한 종합병원의 병동은 밀려드는 환자로 병상(病床)이 비워질 틈이 없는 실정입니다.

그 뿐이 아닙니다. 각자의 주위를 유심히 살펴보면, 남녀를 불문한 유유아(乳幼兒)·초등학생·중고생을 비롯한 성인에 이르기까지 각종 질병에 시달리고 있는 사람이 해마다 증가해 가고만 있습니다. 여기에는 다른 병인(病因)도 있겠으나, 대개는 나날이 악화되어 가고 있는 환경오염과 비만체(肥滿體)가 주된 원인으로 작용하고 있습니다.

일반적으로 비만 환자 1명을 치료하기란, 마른 사람 10명을 치료하기 보다 어렵다는 것이 양심적 의료인의 실토(實吐)입니다. 타고난 비만 유전자의 탓도 있겠지만 대개는 생활양식, 특히 이제까지 잘못 전해지고 있는 전통적 식생활에 관한 상식「잘 먹어야 한다!」「균형 잡힌 식단을 꾸며라!」라는 구호에 맹목적으로 따르면서 자연히 포식(飽食)·미식(美食)과 유행하고 있는 패스트 푸드(fast food) 물결에 젖어 가는 식생활이 그 원인임을 과학은 명쾌하게 밝히고 있습니다.

대부분의 비만체는 여기에서 옵니다. 비만을 감량하고자 별의별 방법과 각종 다이어트법의 요란한 선전에 비만자들은 푹 빠지게 됩니다. 주사로 지방 빼기·수술로 기름 빼기·「약」으로 살빼기·무엇무엇으로 감량하기 등등의 온갖「부자연」한 방법에 뛰어 들지만, 거의가 중도 포기하거나 끝내는 몸을 망치는 예가 비일비재함을 미디어가 빈번하게 전해 주고 있지 않습니까?

돈을 쓰지 않고, 부작용 없이 자연의 섭리에 따라서

날씬하고 균형 잡힌 몸매로 가꿀 수 있는 데다가 어려운 질병까지 자연히 잠재우는 확실한 길이 여기에 있습니다.

그것은,「내추럴 하이진(Natural Hygiene)」이라는 자연 섭리에 따르는 몇 가지 원리를 꾸준히 실천함으로써 얻는 길입니다. 부단히 실천하기만 하면 누구나 놀라운 성과를 확실히 얻을 수 있는「내추럴 하이진」이론은 구미(歐美)에서는 대열풍을 일으키고 있으며, 가까운 일본에는 작년에야 소개되어 큰 효험을 보고 있는데, 이 원리가 한국에서는 일반에게 이 역서(譯書)로 처음 소개됩니다.

읽고 꾸준히 실천하십시오. 반드시 성과를 얻을 것입니다! 비만을 깨끗이 해소하고, 각종 난치병까지도 자연스럽게 치유하는 길―「내추럴 하이진」의 구체적 내용을 정독하노라면, 과연 그럴까? 하는 의문을 한편으로 품으면서도 결국에는 수긍이 가리라 믿습니다.

70세가 넘은 사람의 건강은 복 받은 것이기는 하지만, 의학적으로 보아서 그 건강의 보증은 아무 것도 없다는 것이 의학계의 견해입니다. 80세에 가까운 독거(獨居) 암(癌)환자인 역자는「내추럴 하이진」의 실천으로 아주 큰 성과를 얻어 정상인과 별다름 없는 삶을, 일에·번역에·가사에·대인접촉에·공부에(모 대학에 2002학년도 학사 편입) 뜻 깊고 명랑한 하루하루를 감사 속에서 영위하고 있다는 신상(身上)을 자신 있게 밝힙니다.

비의료인(非醫療人)인 역자는 비록 신병(身病)을 지니고는 있지만 일찍부터 건강과 질병에 관한 공부를 비체계적이나마 남모르게 꾸준히 해오면서 근 10종에 이르는 그 방면의 권위 있는 번역서를 간행하여 호평을 받고 있습니다.

이 번역서 역시 공부를 겸해서 비만(肥滿)과 신병(身病)으로 어려운 처지에 있는 분들에게 다소의 도움을 드리고자 하는 의도에서 번역하였음을 밝힙니다.

이 책에서 해설되고 있는 여러 가지 문제가 혹여 특정업계에서 설왕설래될지도 모르겠으나 역자는 어디까지나 객관적인 입장에서 원서를 충실히 옮겼을 뿐, 타의가 없음을 분명히 합니다. 혹시 문맥상 오해될 소지가 있는 부분이 있다면 그것은 역자의 고의 아닌 잘못이므로 독자 여러분의 해용(海容)을 바라마지 않습니다.

이 책의 한역 및 그 출판권을 주선해 주신 일본의 gsco-publishing co.의 「사또오 하찌로오(佐藤八郎)」 사장에게 심심한 감사를 올립니다.

2002년 8월

南　元　祐

한국어판에 부치는 저자의 말

간단히 말해서 어육류(魚肉類)를 풍부히 먹고 우유 및 유제품을 많이 먹을수록 성장과 발육이 좋으며 체력이 붙는다는 설(說)이 전통적 영양 이론입니다. 아마, 한국에서도 대부분의 가정이나 사회지도층에서 이 설을 신봉하면서 열심히 따르고 있으리라고 생각됩니다.

그런데 사실은 그것이 아니라는 것을 오늘의 과학은 분명히 밝히고 있습니다. 옛 현자(賢者)와 천재(天才)들은 선험적 판단으로서 과일이나 야채 및 열매와 씨앗 등을 먹거리로 삼음으로써 명석한 두뇌 활동과 균형 잡힌 건강을 유지하면서 천수를 다 했습니다.

오늘날 저자가 거주하고 있는 미국에서는 예전과는 달리, 우유를 비롯한 각종 동물성 먹거리는 비만(肥滿)과 각종 난치병의 큰 요인으로 작용한다는 사실의 인식이 상식화되어 있습니다. 동물성 식품과 유제품을 풍부히 섭취해야 성장이 증진(增進)되고 체력이 왕성해진다는 지금까지의 영양학적 상식은 이미 깨졌습니다.

잘 익은 제철의 과일과 진록색의 푸성귀, 각종 열매와 씨앗, 정제(精製)하지 않은 각종 알곡 및 무염(無鹽)에 가까운 반찬— 이러한 먹거리를 충분히 저작해서 먹는 식생활을 습관화 한다면 인체가 지니고 있는 천혜(天惠)의 자기 치유력의 왕성한 활동으로 흉측한 비만체가 부작용 없이 정상화될 뿐만 아니라 각종 질병이 신기하게 치유됩니다.

이것이 바로 '내추럴 하이진(Natural Hygiene)'이론의 뼈대입니다. 이것의 실천으로 놀라운 성과를 얻어 재생의 길을 걷고 있는 구미인(歐美人)은 약 2,000만명에 육박하고 있는데 그 수는 나날이 증가하고 있습니다.

한국어판 역자 남원우 씨는 고령의 독거생활을 즐기면서 사업과 공부를 벗으로 삼고 있는 암환자입니다. 건강 및 질병에 관한 유명 서적을 수다하게 번역한 바 있는 이 분은 20여 년 전부터 생각한 바 있어 식생활 및 생활양식을 일반과 달리해 왔는데, 그것은 우연하게도 '내추럴 하이진'이론에 아주 가까운 것이었음을 알고 저자는 놀랐습니다.

'내추럴 하이진'이론이 이 번역서를 통하여 한국에 널리 소개되어 비만과 각종 질병으로 고생하고 있는 남녀노소 여러분에게, 또한 건강증진 희망자에게 크나큰 행복을 가져온다면 저자로서는 더 없는 보람이라 하겠습니다.

공부하십시오. 내용을 읽어가다 보면 의아심이 꼬리를 물고 일어날 것입니다. 무리가 아닙니다. 다시 강조하지만 이 내용이 사실입니다.

실천하십시오. 그러면 거의 누구나 날씬한 원래의 체구와 균형 잡힌 건강을 부작용 없이, 막대한 돈도 들이지 않고 획득할 수 있습니다.

이것의 실천은 곧 전통적이고 진부한 한 세상 전의 상식을 깨는 일이며, 이것의 실천으로 말미암아서 새로운 삶의 즐거움을 찾을 수 있는데, 이것이 바로 건강관리의 성공적 혁명입니다.

다시 강조합니다. 우선 곰곰이 정독(精讀)하기를 권합니다.

2002년 7월 10일
저　　자

머 리 말

적의 무기(武器)로 죽어 가는 사람의 수보다 스스로의 치아(齒牙)
로 무덤을 파고 죽어 가는 사람 수가 더 많다는 사실은 정말 한
심한 일이다.

　　—피타고라스(희랍의 철학자·수학자·종교가, B.C. 570~?)

　이 책에는 이제까지 매스·미디어가 크게 전한 적이
없는 「평생 날씬하고(slim) 균형 잡힌 건강체가 되는 확
실한 정보」가 듬뿍 채워져 있습니다. 이 모든 정보는
건강 또는 영양생화학(榮養生化學) 분야의 세계적 권위자
들에 의해서 이미 검증된 내용입니다.

　또한, 이 책에서 소개하는 「이제까지의 상식을 뒤엎
는 초건강 혁명(超健康革命)」을 실천하고 있는 사람이라
면 누구나 균형 잡힌 날씬한 몸매로 변해서, 남의 부러

움을 사는 건강체의 소유자가 될 뿐만 아니라, 또한 놀
랍게 정력이 넘치게 됩니다.

막대한 비용을 들여서 갖은 건강법을 시도했는데도
아무 효과가 없어, 단념과 실망에 젖어 있는 남녀노소
여러분, 고통과 불쾌한 증상에서 영구히 해방되어 즐거
움과 쾌적한 인생으로 당신을 일변(一變)시키지 않으렵
니까?

날씬한 몸매의 균형 잡힌 건강체가 되기에 결코 돈이
들지 않으며, 복잡하고 어려운 일도 없습니다. 유치원
어린이로부터 고령자에 이르기까지 누구나 간단하게 목
적을 이룰 수 있습니다. 그것은 이 책에서 밝히고 있는
단순 간단한 「3가지 원칙」을 꾸준히 실행하기만 하면
됩니다. 오로지 그것만으로 독자는 내가 첫머리에서 단
언한 바 있듯이 꿈같은 쾌적한 생활을 이룰 수 있게 됩
니다.

이 귀중한 체험을 실제로 알고 있는 사람들이 온 세
계에 몇천만이 있습니다. 헬스 에듀케이터(health educator)
및 영양 컨설턴트(nutrition consultant)인 나는 미국과 일
본을 왕래하면서 황홀하고 정력적인 삶을 영위하도록
많은 사람들을 지도하고 있습니다. 이렇게 해서 자기
개혁에 성공한 사람들과 이야기를 나눌 적마다 이 책의
놀라운 내용을 더욱 확신하곤 합니다. 독자께서도 머지
않아 그러한 사람들 속에 들 수 있게 될 것입니다.

이 책을 펴 읽는 순간부터 독자의 인생이 변할 것입

니다. 적어도, 독자가 지금까지 지니고 있던 「체중 감량과 건강에 대한 생각」이 확 바뀔 것입니다. 혹은 이 책 내용에 쇼크를 받을 지도 모를 일입니다. 그 쇼크는 독자의 생활 습관에 혁명을 일으킬 엄청난 즐거움의 쇼크가 될 것입니다.

즐거운 쇼크를 느끼십시오. 그리고 진실에 눈떠서, 이 세상에서 단 하나 무엇과도 바꿀 수 없는 당신 자신의 몸에 따르는 가장 적절한 삶을 선택하기 바랍니다.

특히, 지금까지 가지가지 방법을 썼는 데도 아무 효과와 보람이 없어 비탄에 젖어 있는 많은 노약(老若) 비만 여성들께서 이 책을 읽기 바랍니다.

생리통・생리 전의 긴장증세 (PMS)・갱년기 장애・아토피성 각종 질병・여드름 등의 여러 가지 스킨 트러블(skin trouble)・화분증・냉증・빈혈・변비・저혈압・어깨 결림・두통・요통・만성 피로 등으로 침울한 나날을 보내는 많은 여성들, 그리고 자궁근종(子宮筋腫)・유방암으로 수술을 권고 받고 비탄에 젖어 있는 여성들께서 특히 이 책을 읽으십시오.

복잡하고 귀찮은 칼로리 계산 따위는 일절 필요 없습니다. 배불리 먹으면서도 한 달에 10Kg이 감량되면서 살결이 보들보들 매끄러워 집니다. 생리에 따르는 고통・화분(花粉) 날리는 계절의 화분증 등등 모두 지난날의 일이 되어 버립니다.

당연한 말이지만, 병에 걸리지 않는다면 의료비 지출

은 없게 됩니다. 독자가 이 「초건강혁명(超健康革命)」을 읽음으로써 절약되는 돈은 막대할 것입니다. 「비만에서 날씬하고 균형잡힌 몸매로」·「건강」·「장수(長壽)」·「돈」 ─ 이것은 문명국 사람이라면 누구나 바라고 바라는 소망입니다.

독자는, 지금 이 책을 읽음으로써 이 4가지 보물을 손에 넣는 방법을 깨닫게 될 것입니다. 이 책을 읽고 나서 통쾌한 충격에 젖어 있으리라고 확신합니다.

松田　麻美子
(마츠다　마미꼬)

차 례

제1장 나는 비만과 질병에서 이렇게 벗어났다

제2장   사람은 왜 병에 걸릴까?

제3장   100세까지 병 없이 살아가기 위한 3대 원칙

18

제7장　나의 일상 생활과 조촐한 소망

제 1 장

나는 비만과 질병에서 이렇게 벗어났다

사람은 어느 식탁에서나 나이프와 포크로써 무의식 중에 자살 행위를 감행하고 있다.

사람들은 이렇게 적절치 못한 식생활이 가져오는 질병으로 죽어 간다.

— 루키우스 세네카 (A. L. Senecca, B.C. 44～A.D. 65)

가. 자궁을 잃고 나서 배운 「질병과 건강」

나는 34세의 젊은 나이로 자궁을 잃었습니다. 천사 같은 아기를 낳아 보지도 못하고 생산 능력을 완전히 잃었습니다.

20년 전의 어느 날, 하복부의 무서운 통증에 못 견디어 미국에서 제2의 규모와 의료기술·설비를 자랑하는 「휴스턴 메디컬 센터」에서 가장 고명한 산부인과 의사의 진찰로 자궁에 커다란 근종(筋腫)이 있다는 사실을 알았습니다.

주먹만한 정상 자궁이 근종 때문에 웬만한 멜론 크기로 변해 있었으므로, 당장 수술을 받을 것을 권장 받았습니다. 만에 하나, 임신되었다 하더라도 자궁에서 아기가 성장할 가능성은 30%도 안 된다는 것이었습니다. 담당 의사는 되도록 자궁이 보존되도록 온갖 노력을 기울였지만, 유착(癒着)이 심해서 난소(卵巢)는 보존되었으나 자궁은 몽땅 들어내야 했습니다.

수술 후, 이 사실을 알았을 때의 나의 쇼크는 이루 형용할 길이 없었습니다. 이생에 여성으로 태어나서 사랑하는 남성 사이의 아기를 바란다는 것은 극히 자연스러운 여성의 소망이 아니겠습니까. 이 소망은 영원히 꿈으로 그치고 말게 되었습니다.

그것은 여성으로서의 내 인생에서 가장 슬픈 일이었습니다. 그 당시 나는 물론이요, 나의 가족 및 주위 사람들 아무도 「생활 습관을 몸에 맞게 바꿔 가기만 한다면, 생체는 베스트 컨디션을 유지하기 위한 노력을 정력적으로 하게 되어 있으므로, 자연히 비정상 부위가 정상화됨으로써 근종이 사라질 것이니, 자궁을 들어낼 필요까지는 없다」라는 의학 지식을 모르고 있었습니다.

후일에 알고 지내게 된 내 친구 진(Jean)은 24세에 나와 꼭 같은 「자궁근종」이어서, 장래 아기는 못 가질 것이라는 진단을 받았는 데도, 다른 의사의 지도[1] 를 받아 그 지시대로 실천한 덕분에 근종이 자연스레 사라지고, 아주 건강한 아기를 낳았습니다. 아들은 이제 스무 살이 가까워오고 있습니다.

또한, 다른 친구인 마아지(Marjee)는 「난소 낭종(囊

---

[1] 이 지도(指導)야 말로 이 책의 핵심입니다.

腫)」으로 아기를 못 낳을 것이라는 진단을 받았으나, 생활 습관을 과감하게 바꾼 탓에, 3남매의 자녀를 두었습니다. 이러한 어려운 질병으로 허덕이다가 생활 습관을 대담하게 변경하여 큰 성과를 올린 환자들이 부지기수입니다.

오늘날에는 호르몬 요법·레이저 광선 요법 외에 「자궁(동맥) 색전(塞栓)형성법」이라는 새로운 요법 등이 개발됨으로써 자궁 적출을 하지 않고도 근종을 축소시키는 모양이지만, 그러한 의료 조치를 거치지 않고도 자궁근종이라든지, 난소낭종을 소멸시킬 다른 방법이 있습니다. 의료비는 한푼도 들이지 않고 말입니다.

당시, 내가 이러한 지식을 알고 있었더라면 능히 자궁을 보전할 수 있었으리라고 생각합니다. 근본적으로는, 식사와 생활 습관에 관한 올바른 지식을 갖추고 그것을 실천만 했더라면 근종이 형성되는 사태는 생기지는 않았으리라고 확신합니다.

왜냐하면, 나의 자궁에 근종이 생기게 된 데에는 그 나름의 뚜렷한 원인이 있었기 때문입니다. 근종은 아무 원인 없이 생긴 것이 아니라, 사실은 나 자신이 만들어낸 것이었습니다. 그때까지 나는 「건강의 진실」에 깜깜했을 뿐만 아니라, 옳은 건강에 대해서 아무 자각(自覺)이 없었습니다.

미국의 여성 의학박사 제1호로서 19세기 의료계에서 활약한 바 있는 H. 오스틴 박사는 아주 선견지명(先見之

明)이 있던 분으로서, 이미 100년 전에 이와 같이 갈파했습니다.

　'사람의 자연(내추럴) 상태란 건강 그 자체라는 사실을 누구나 배워야 한다. 어떠한 질병이나 고통이든, 그것이 돌발적 사고(事故)가 아닌 이상, 고통받는 당사자의 잘못 또는 주위 사람의 잘못된 행위 때문에 생긴 것이다.'

　나의 근종은 하루아침에 그렇게 커진 것이 아니었습니다. 그것은 나의 생체에 맞지 않은 생활습관이 장구한 세월을 두고 누적된 결과였습니다.
　나는 나의 생체가 정상 기능을 유지하는데 꼭 필요한 조건을 갖춰 주지 못하고, 그 기능을 방해하는 일만 지속적으로 해 왔던 것입니다.

나. 비극의 원흉은 식생활이었다

　나는 워낙 먹기를 좋아했습니다. 먹는 일이란 무엇과도 바꿀 수 없는 즐거움이었습니다. 맛있는 음식을 먹으러 가는 그 자체가 삶의 보람이었습니다.
　입을 거쳐 위(胃)에 들어간 먹거리는 몽땅 살이 되고 힘이 되어 에너지를 만드는 영양이라고 믿어 왔습니다. 나는 먹는 것이라면 무엇이든 가리지 않았습니다. 대개, 다들 그렇겠지만, 나의 식사 선택 기준은 우선 유행이요, 둘째가 맛 그리고 습관·간편성·값의 순서였습니다.

그러므로, 내가 선호한 먹거리는 케이크·파이·페스트리·쿠키·일본전통과자·아이스크림·초콜릿·도넛·크로왓상에다가 버터와 마마레이드를 듬뿍 발은 것·그라탕·생크림·버터와 치즈를 듬뿍 발은 기름진 먹거리·스테이크·햄버거·피자·기름튀김·장어 등이었습니다.

이것들 모두가 하나 같이 소화·흡수·이용·배설이 곤란하여 조직을 막히게 하면서, 언젠가는 생체의 기능장애를 일으키면서 질병으로 발전할 것들이었습니다. 이것들은 말이「먹거리」일뿐, 생체가 정말 필요하고 있는 요소는 극히 소량인 저질 식품이었습니다.

말하자면 나의 식사는, 굳세고 씩씩하게 자라기 위해서는 꼭 먹어야 한다고 배워 온 동물성 식품(특히, 고기·생선·유제품)과 고도로 정제 가공(精製加工)됨으로써 칼로리 이외에는 아무 것도 없는 단순 탄수화물 식품(백미·흰빵이나 면류·흰밀가루·흰설탕)이 거의 전부였습니다. 나의 몸에는 신선한 야채와 과일·전곡류(全穀類, 현미·잡곡류·메밀 등)의 분량이 아주 부족했습니다.

세계적인 영양생화학 또는 역학(疫學) 분야의 최근 연구는 그 어느 것이나 동물성 식품은 암·심장병·뇌졸중·당뇨병·골다공증 등의 질병을 가져오는 원흉임을 증명해내고 있습니다. 이러한 것들을 먹지 않는 나라의 사람들은 문명화되었다는 구미(歐美) 사람에 비해서 각종 난치병 발생률이 훨씬 적습니다.

오늘날, 미국에서는 책임 있는 의료를 추진하는 의사회·미국암협회·미국심장병협회·미국영양협회·「질병 예방 컨트롤 센터」등의 각종 건강 관련 조직체에서는, 암이라든지 심장병·뇌졸중·당뇨병·골다공증 등의 질병을 예방하기 위해서는 고기·생선·달걀·우유 등의 먹거리 보다는 과일이나 야채가 훨씬 중요하다는 사실을 이구동성으로 호소하고 있습니다.

고도로 정제된 탄수화물 식품이라든가 고(高)단백질·고지방분·고콜레스테롤이 포함된 동물성 식품 중에는, 이러한 질병으로부터 몸을 지켜주는 「파이토 케미컬(phyto-chemical)」2)이라는 성분·항산화 물질·식이(食餌) 섬유 등이 전혀 포함되어 있지 않다는 사실이 각종 연구로써 밝혀져 있기 때문입니다.

신선한 과일·야채에는 생체(生體)를 정화시켜 이러한 질병을 막아 주는 영양소가 풍부합니다. 과일·야채·정제(精製)하지 않은 알곡·콩류·감자류·열매류·씨앗류·해조류 등의 식물성 식품을 중심으로 한 식사를 위주로 하고, 동물성 식품은 약간의 양념 정도로만 쓴다면 우리는 평생을 두고 날씬한 균형 잡힌 몸매에 질병

---

2) 식물에 포함되어 있는 특유 색소 및 향기 성분. 암·심장병·뇌졸중 등을 막아서 생체를 정상적으로 유지시켜 주는 화학물질. 이 물질에는 방대한 종류가 있으나, 리코핑·후라보노이드·이소티오싱네이트·설퍼라펜·루테인·카프사이신·안토시아닌 등이 알려져 있을 뿐, 여타의 것은 아직도 잘 모르고 있다.

을 모르는 삶을 누릴 수 있습니다.

나는 이러한 사실을 까맣게 모르고 있었던 탓에 각종 질병에 시달리다가 끝내 자궁까지 잃게 되었던 것입니다.

다. 비만해지기 시작한 중학 시절

문명이 고도로 발달함에 따라서 식생활이 어떻게 변하든 우리의 생리기능과 그 구조는 숲에서 삶을 누리던 고대인(古代人) 때의 그것과 꼭 같습니다. 자연계에는 햄버거나 라면 또는 컵면이 열리는 초목(草木)이 없을 뿐더러 초콜릿·쿠키가 생기는 숲도 없습니다. 콜라가 흐르는 강(江)이나 커피가 솟는 샘도 없습니다.

오늘의 우리는 고대인의 위(胃) 속에 각양각색의 인공식품·가공식품을 퍼넣고 있는 삶에 빠져 있다해도 과언이 아닙니다. 이러한 삶을 누리면서 몸 어딘가에 고장이 나지 않는다는 것이 이상한 일입니다. 이러한 식사 선택의 기본적 지식에 빈약했던 당시의 나는 각양각색의 신체적 고통과 불쾌한 증상에 시달렸고, 급기야 근종(筋腫)이 나타나면서 최악의 상황에 몰렸던 것입니다.

나의 어린 시절의 이러한 먹거리 기호(嗜好)는 무엇이든 새로운 것과 유행을 찾는, 호기심이 왕성한 어머니의 영향이 컸습니다.

　내가 어린 시절을 보낸 1950~1960년 대의 우리 집 식탁에는 일반적 가정보다는 양식(洋式) 먹거리가 빈번하게 등장했습니다. 정골의(整骨醫)였던 나의 조부께서는 시골 분으로서는 드문 멋쟁이였습니다. 1930년 대부터 이미 1주일에 한번은 꼭 육식(肉食)을 하셨는데, 아마 그것은 이웃에 살고 있던 최첨단을 달리는 멋쟁이 여성의 요리선생님 영향이 컸던 듯 싶습니다.

　어머니나 할머니께서는 당시의 일본 가정에서는 보기 드물게 이웃의 요리 선생님 지도로 「탕 스튜」, 「보르시티」, 「포토프」, 「게 크림 코로케」, 「케이크」, 「애플 파이」 등을 만들어서 온 식구가 맛있게 먹곤 했습니다.

　그 멋쟁이 요리 선생님은 어린 나의 동경의 대상이었습니다. 나도 저런 매력적 여성이 되고자 마음에 새겼고, 어깨 너머로 배운 신식 서양 요리법을 친구들에게 이야기해 주면서 첨단(尖端)을 걷는 신식 소녀임을 자부했습니다. ─그러한 요리나 음식이 알게 모르게 어린 나의 생체를 좀먹어가고 있다는 사실을 꿈에도 알 턱이 없이.

　훨씬 후의 일이지만, 이 멋쟁이 서양 요리 선생님은 50세 중반에 췌장암으로 이승을 달리했습니다. 그분은 필경 식생활로 죽음을 재촉했으리라고 지금의 나는 납득하고 있습니다. 그분의 남편은 병원 원장님이셨습니다. 몸에 맞는 식사 선택이야 말로 건강의 근본임을 제대로 파악하고, 이 사실을 환자나 주위 사람에게 일깨워 주는 의사가 의외로 드물다는 사실에 나는 놀랐습니다.

이와 같은 식생활을 계속할 경우, 당연히 체중중가로 고민하게 됩니다. 나는 초등학교 시절에는 보통 체격의 여학생이었습니다. 그러던 것이 중학생이 되면서 부쩍부쩍 체중이 늘기 시작했습니다. 넓적다리에 군살이 유들유들해졌고 턱에는 겹살이 붙었으며, 사춘기의 여자애가 가장 신경 쓰는 허리와 엉덩이는 부쩍부쩍 넓어져가서 웨스트 72cm, 힙 98cm에 이르렀으며 배는 툭 튀어나와 두터운 지방층을 이루었으니, 그 외양은 마치 중년 아줌마의 체형 그것이었습니다.

중학교 입학 때, 앞으로의 성장을 예견하고 다소 크게 맞춘 교복을 중학교 2학년 때에는 입을 수가 없었습니다. 중학교 3학년 때에 155cm의 키에 체중은 54Kg. 땅딸한 키에 온몸에 두부살이 붙어 그 꼴이란 이루 형용하기 어려울 정도로 흉했습니다. 거기에다가 늘 피곤에 지친 표정이라, 당시의 사진을 보면 어느 것 하나 행복스럽고 명랑한 꿈 가득한 얼굴이 아닙니다. 어머니에게는 이유도 없이 짜증만 부리는, 그러한 못된 여학생이었습니다.

라. 병약한 본보기였던 고교와 대학시절

고등학교에 진학한 이후, 나의 10년 간은 오로지 살을 빼고자 하는 일념으로 칼로리를 제한하는 다이어트를 되풀이하는 매일이었습니다. 그러나, 결국 모든 다이어트 방법은 실패였습니다. 목표 체중에 이르기가 무섭게, 그 동안 참고 참아 온 케이크와 단팥죽을 마음껏 먹어서 미각의 만족을 충족시켰더니, 체중은 도로아미타불이 되었기 때문입니다.

그래서, 이번에는 좋아하는 케이크만을 먹고 다른 음식은 되도록 먹지 않기로 하였습니다. 비대해지는 것을 막는 데는 하루의 섭취 칼로리를 줄이기만 한다면, 무엇을 먹더라도 괜찮으리라고 생각했습니다. 확실히 체중은 감량되었습니다. 그런데, 이래가지고는 살아가기 위한 최저한의 칼로리는 섭취될 망정, 기타의 필요 영양이 크게 부족했습니다. 당시의 나로서는 이러한 문제를 크게 생각하지 못했습니다.

계속해서 감기에 걸렸고, 만성 피로는 사라지지 않았으며, 체력이 없는 데다가 만성적 어깨 결림, 빈혈, 냉증, 여드름, 소화장해, 생리통 등등으로 고생이 심했습니다. 이러한 증상이 나의 편향된 식생활 탓이라는 사실을 무식한 당시의 나는 꿈에도 몰랐습니다.

자궁에 이상이 생기기 훨씬 전부터, 나의 생체는 불건강(不健康)의 표본이었습니다. 기운차고 발랄해야 할 어린 시절부터 30세 후반까지의 나는 건강상의 각양각색의 장애로 우울한 나날을 보내야 했습니다. 나는 어린이 때부터 허약한 체질이었습니다.

매년, 수 차례의 감기로 누어 있었고, 네 살 때에는 폐렴, 열 살 때에는 인플루엔자로 큰 고생을 했습니다. 다리에는 종기가 나타났고, 가려움을 못 견디어 긁어대니 2차감염으로 진물과 고름은 그칠 날이 없었습니다. 초등학교에 입학하기 전부터 가끔 아프던 무릎 관절통은 만성화하여 그 아픔으로 잠을 이루지 못하는 날이 하루 이틀이 아니었습니다.

더구나, 소화기관이 약해서 스무 살 전까지는 식사 후에는 자주 토했습니다. 스무 살이 되면서 가끔 위경련과 장염(腸炎)으로 큰 소동이 일어나기도 했습니다. 배가 튀어나오다 못해 처졌고, 방귀가 심해서 난처했습니다. 유행하는 의상으로 몸을 단장하고 「샤넬」이라든지「죠이」향수를 뿌리는 등, 별별 수단을 썼지만 내몸에서 만성적으로 풍기는 냄새를 지울 수가 없었습니다. 이러한 상황에 처해 있는 분이 의외로 많으리라 생각됩니다.

혹시, 당신의 방귀 냄새가 고약하다면, 그것은 곧 당신 뱃속 냄새라는 사실을 알고 계십니까? 당시의 나는 전혀 몰랐습니다. 고약한 냄새는 먹거리가 소화기관에서 부패하거나 발효해서 황화수소·메틸 메르카프탄·디메틸 설파이드 등의 악취를 내는 물질을 만들어 내기 때문입니다. 이것들은 강력한 발암(發癌) 물질이기도 합니다.

그런데, 대개의 사람은 이러한 지식이 없습니다. 「방귀나 대변은 원래 구린 것」이라고 어렸을 때부터 그렇게 배워오지 않았습니까? 부모나 형제들의 방귀 역시 고약한 냄새를 풍기므로, 의례 그런 것이겠거니 인식해 왔습니다. 그러나, 그것은 진실이 아니고, 방귀가 고약한 냄새를 풍긴다면 그것은 체내가 오염되었기 때문이라는 사실을 훨씬 뒤에야 알았습니다.

생활습관이 올바르다면 방귀는 안 나올뿐더러, 나온다 해도 여간해서 냄새가 없습니다. 장내(腸內)의 환경이 완전하게 유지된다면 먹은 것은 부패나 발효가 되지 않기 때문입니다.

제3장의 내용을 실행만 한다면, 다시는 방귀로 괴로워 할 필요가 없습니다. 대변도 거의 냄새가 없습니다. 당시, 나에게 이러한 사실을 가르쳐 주는 사람은 아무도 없었습니다. 아버지 역시 시도 때도 없이 연방 구린 방귀를 뀌고 계셨으므로, 그것이 비정상적인 현상이라고는 전혀 모르고 있었습니다.

빈혈 역시 나의 고민이었습니다. 나는 열 한 살에 생리가 시작된 이래, 한 달에 한 번은 빈혈로 쓰러지곤 했습니다. 버스나 전차 안에서, 역의 플랫폼이나 버스정거장에서, 또는 가족이나 친구들과 회식하고 있을 때, 화장실에 갈려고 일어서는 순간, 또는 백화점에서 쇼핑

중에…. 지금 생각해 보니 정말 병적으로 잘도 쓰러졌던 것 같습니다. 그러한 자리에 동석했던 분들에게 얼마나 폐를 끼쳤는지 헤아릴 길이 없습니다.

혈액의 철분이 부족하므로 보조식품을 먹고, 일주일에 두 번은 레버(肝)를 먹도록 지도해 주시는 의사 선생님의 말씀을 준수했습니다. 오늘의 나는 보조식품은 물론이요, 레버도 일절 안 먹지만 빈혈이라곤 전혀 없습니다. 혈액의 철분도 정상입니다. 식생활을 확 바꾼 탓입니다.

당시의 나의 생체가 철분 부족이었던 것은 철분의 섭취량이 부족했던 것이 아니라, 소화 흡수의 기능이 제대로 이루어지지 않았던 탓입니다. 식생활이 정상이라면 생체에 필요한 철분은 먹거리 속에서 넉넉히 섭취됩니다. 생체가 필요로 하는 철분은 극히 소량입니다. 철분의 95%는 체내에서 리사이클 되기 때문입니다. 이러한 사실을 모르고 초과 섭취하게 되면 활성산소(活性酸素)가 대량 생성(生成)됨으로써, 마치 쇠에 녹이 쓸 듯이 세포를 녹 쓸게 하고(=酸化), 노화(老化)를 촉진시키거나 암의 원인이 됩니다.

중학교 제2학년부터 나타난 어깨 결림은 결국 만성화되어서 어린 내가 부모의 어깨를 주물러 드리기는 커녕 거꾸로 어머니께 어깨를 주물러 달라고 졸라야 했고, 발랄하고 싱싱한 냄새를 풍겨야 할 중학생이 늘 사론파스 냄새를 풍기고 있었습니다.

사론파스를 늘 바르고 있으면 피부가 물러지면서 가려우므로 자연히 손을 대게 되고, 그러면 상처가 생기어 파스를 바를 수가 없게 됩니다. 그래서 부득이 마사지와 침(鍼)에 의지했습니다.

요즘의「마사지 살롱」에는 퇴근길의 여성들이 많이 들르지만, 1960년대 후반인 당시에는 이러한 살롱이 없었습니다. 마침, 어머니 친구 분의 동생이 지압과 침의 전문가였으므로 그 분의 힘을 빌렸습니다.

체력 부족에도 많은 고생을 했습니다. 철이 들면서 몸이 매우 취약했던 나는 학교 왕복, 식사, TV와 독서 이외의 활동에 동원할 에너지가 없었습니다.「돈보다는 체력이 있었으면…」하고 늘 남을 부러워했습니다.

체력이 없으니 초등학교이래 운동은 엄두도 낼 수가 없었고, 쉬는 시간에 친구들과 교정에서 뛰고 놀은 기억이 거의 없습니다. 친구들이 신나게 하는 터치볼이라든지 고무줄넘기를 멀리서 우두커니 바라보거나, 교실에서 책을 읽는 일로 매일을 보냈습니다.

스무 살을 넘기면서 나는 버스나 전차 안에서 서있기가 어려워서 염치 불구하고 틈새만 있으면 비벼대고 앉았습니다. 앉아서 대화를 나눌 때에도 탁자에 팔을 괴거나, 두 손으로 턱을 받치고 머리를 지탱하지 않고서는 상체를 바로 하기가 어려울 정도로 에너지가 없었습니다.

대학에 진학하여 40세가 될 때까지 토요일과 일요일

의 오전 중을 침대에 누어서 지내는 것이 즐거움의 하나였습니다. 20세대~30세대(代)의 나는 말하자면 60세대 후반의 노인과 같은 체력이었습니다.

마. 먹자판의 유학시절

10년 간이나 억눌러 온「마음껏 먹고 싶다」는 욕구가 일시에 폭발한 것은 미국 여자대학에 유학하면서였습니다. 26세 때였습니다. 그 대학 기숙사 식당에는 별의 별 먹거리가 풍성했으며 얼마를 먹든 자유였습니다.

기숙사비는 이미 납입한 터라 얼마를 먹든 돈과는 상관이 없었습니다. 이러한 행복은 없다고 생각했습니다. 스트레스가 쌓이는 엄격한 공부를 해야 하는 고된 대학생활 속에서 먹어서 입을 즐기는 일이란 나의 유일한 즐거움이었습니다.

아침에는 카페테리아에서 오렌지 주스를 한 컵을 마시고 나서, 우유나 과일이 섞인 요구르트, 버터가 듬뿍 들은「스크럼블 에그」, 바싹 구운「베이컨」,「메풀 시럽」을 잔뜩 친 빵 케이크나 와플 또는 페스트리….

그야말로 호텔의 바이킹 아침 식사 메뉴에서나 볼 메뉴가 기숙사 식당에서 먹자판이었고, 얼마를 마시든 상관 없는 커피였습니다.「베글」은 거기에서 처음 맛보았습니다. 당시의 일본에는 아직「베글」이 없었으므로, 굳은 베글에 매끄러운 크림치즈를 두텁게 바르고 다시

불루베리잼을 그 위에 얹어 먹는 아침 식사에 나는 푹 빠져 있었습니다. 커피, 홍차, 콜라, 스플라이트 등의 청량음료는 물론이요, 하와이안 판치나 코코아도 마시고 싶은 대로 마실 수 있었습니다.

미국에서 가장 오랜 역사를 지니고 있는 그 여자대학에서는 『바람과 함께 사라지다』의 스칼렛 오하라의 대저택 같은 흰 플랜테이션풍(風)의 건축물 2층에 있는 호화로운 장식의 식당에서 식사를 하는데, 흰 리넨의 식탁보가 깔린 8인 석의 큰 식탁에 앉으면 아르바이트 학생들이 정해진 코스의 요리를 차례대로 날라 옵니다.

치즈를 듬뿍 얹은 캬세롤이나 로스트비프, 바베큐·스페어 리브, 포크 찹 등의 고기 요리. 거기에 곁들여서 푹 익힌 시금치, 치즈를 듬뿍 쓴 오랜더즈 소스로 맛들인 브록콜리, 베이컨 기름에 익힌 콩, 찐 감자에는 사와 크림이나 베이컨 비츠, 달콤한 당근 그라세, 그리고 기름진 드레싱을 잔뜩 얹은 샐러드.

점심 식사 후의 디저트에는 파이, 저녁 식사에는 매일 같이 색다른 케이크가 각 식탁에 큰 덩어리 하나씩 나오면 그것을 잘라서 나누어 먹습니다. 게걸스럽게도 나는, 다이어트로 절식하는 친구가 남긴 것까지 먹어 치웠습니다.

일본에서 국문학과를 졸업한 나로서는 잘 하지도 못하는 영어생활에서 받는 스트레스를 내가 죽도록 좋아하는 단(甘)음식을 마음껏 먹음으로써 해소했습니다. 수

업이 끝나서 기숙사 방으로 돌아온 나는 언제나 초콜릿 칩이 들어 있는 쿠키 봉지를 열고 깡그리 먹어 치우지 않고서는 기분을 가라 앉힐 수가 없었습니다. 이래서는 안 되겠다고 반성할 때에는 이미 과식증(過食症)에 걸려 있었습니다.

당연한 결과로서 나는 다시 몸이 불어나기 시작했고 배에는 무서우리 만큼 지방이 붙었으나, 먹어대는 습관에서 헤어날 수가 없었습니다. 당시의 나에게는 그것만이 즐거움이었습니다.

그래서 생각해 낸 것이, 직성이 풀릴 때까지 먹고는 화장실에 가서 토해 내는 일이었습니다. 과식증에 걸렸던 분이라면 이해가 되겠지만, 나는 먹을 수 있는 한 먹고서는 토해 내는 일을 되풀이했습니다.

그것은 매우 죄스러운 행위였지만, 먹고 싶다는 정신적 욕구를 충족시킴으로써 스트레스를 해소시킨 후에 위(胃) 속의 것을 몽땅 토해 냄으로써 체중을 조절할 수 있었으므로, 뚱뚱해지고 싶지 않은 심리까지 동시에 만족시킬 수 있어서, 이 습관에서 벗어날 수가 없었습니다.

이러한 식생활로는 생체에 필요한 영양이 섭취될 리가 없습니다. 지금 회상해 보면, 어처구니 없다고 할까, 바보 같다고 할까, 스스로 부끄럽기만 합니다. 이러한 생활로 말미암아 나는 여전히 체력 부족·만성 피로·빈혈·어깨 결림 등의 증세로 시달렸습니다.

바보 같은 당시의 나는 생체에 필요한 영양 섭취가 안 되었다는 생각 없이 체중계의 숫자가 감소되어 가는 것만으로 기뻐했는데, 이러한 다이어트는 영양의 균형이 깨지므로 위험한 문제를 자초하게 됩니다. 이러한 잘못된 식생활 때문에 나의 자궁 섬막에 염증(炎症)이 생겼고, 그것이 만성화함으로써 결국에는 근종(筋腫)이 형성되어 갔습니다.

하루 6컵이나 마시던 커피에는 근종을 발생시키고, 그것을 비대(肥大)시키는 공포의 화학물질(메틸키산틴 종류)이 포함되어 있다고는 꿈에도 몰랐습니다.

휴스턴에서 직장 생활을 하기 시작한 나는 일본의 『영양과 요리』 책으로 여자영양대학(女子營養大學)의 지침에 따라서 사군점수법(四群點數法)의 다이어트를 시작했습니다. 30품목의 먹거리를 균형 있게 먹도록 노력하면서 과식증을 극복하기에 이르렀습니다. 「먹고는 토해내는」 나쁜 습관에서 벗어나면서 47~48Kg의 체중을 유지했는데, 이 방법으로 체중 조절이 될 것이라는 자신을 갖자, 다시 미식취미(美食趣味)가 발동하기 시작했습니다.

일류 음식점의 각종 요리를 탐식하면서, 그 메뉴에 따라서 요리를 만드는 일이 무엇보다도 즐거웠습니다. 칼로리가 초과되지 않도록 주의를 기울여서 먹기는 했지만, 동물성 음식·흰 탄수화물 [백미·흰빵·패스타 등의 흰 가루제품(粉製品)] 등으로 구성된 주식에는 변함이 없었습니다. 그러므로 피로감과 어깨 결림·빈혈·악취 풍기는 방귀는 여전했습니다.

과일을 먹으면 비만해진다고 믿고 있었으므로 하루에 하나 이상은 먹지 않았습니다. 또한, 「생 야채는 몸을 차게 하므로 과식하지 말 것이며, 야채는 가열해서 먹도록…」이라는 일본 영양사(營養士)들의 가르침에 따랐으며, 조반을 든든히 먹어야 건강이 유지된다고 굳게 믿고 있었습니다.

바. 자궁 상실과 34세에 이미 갱년기 장애

어느 날 갑자기 하복부에 맹렬한 통증이 있었습니다. 그 무렵 나는 빈뇨(頻尿)가 신경에 거슬리면서 하복부에 둔통(鈍痛)을 느끼곤 했습니다. 산부인과의 진찰 결과, 자궁에 작은 멜론 크기의 근종(筋腫)이 방광을 압박하고 있다는 진단이었으므로 당장 수술을 하였습니다.

이렇게 되어서 자궁을 들어냈으나, 수술 후에는 생각지도 않은 사태가 나를 강타했습니다. 그것은 아직 젊은 나를 엄습한 「갱년기 장애」였습니다.

핫플래시(hot flash, 얼굴이 확 달아오르는 증세)·우울증·원인 모를 각 부위의 통증·초조감·걷잡을 수 없는 감정의 변화·더욱 심해진 체력 감퇴 등. 이러한 증세가 일어날 것이라는 설명을 수술 전의 담당의사는 함구무언이었으므로, 34세의 젊은 나이로 갱년기 장애에 시달리게 된 쇼크는, 그렇지 않아도 우울증에서 헤어나지 못하고 있던 나의 뒤통수를 강타하는 것이나 다를 바 없었습니다.

깨어 있을 때에는 뜻도 없이 슬퍼서 그저 하염없이 눈물을 흘렸습니다. 냉증 체질이었던 나는 식은땀으로 잠옷이 젖어서 하루 밤에 두 벌이나 잠옷을 갈아입어야 했습니다. 달아오르는 몸을 주체할 수 없어서 한 겨울 인데도 쿨러를 틀어야 했습니다. 체력과 기력이 저하하면서 몸을 주체할 길이 없었습니다. 기껏 먹거리쇼핑을 해오고서도 그것들을 냉장고에 넣을 힘마저 없는 나날이 계속되었습니다.

이러한 증상을 담당의사에게 호소했더니, 「그런 것은 문제가 아니에요. 생각해 보십시오. 그 귀찮은 생리에서 해방되었으니 생리용품이 필요 없을 뿐만 아니라, 피임 근심에서 벗어났으니 홀가분하지 않습니까? 갱년기 장애는 HRA(호르몬 보충요법)로 조절하고 있으니, 걱정하지 마십시오. 우리 집 사람 역시 수년 전에 자궁적출수술(子宮摘出手術)을 받았지만, 지금은 정상화되어서 매일 테니스를 즐기고 있습니다!」 라고 설득하는 말에 따라서 HRA를 시작했습니다.

그런데, 처방된 호르몬으로 각종 증세가 완화되기는 했지만, 미국의 신문 잡지에서, 이 요법은 유방암을 유발시킬 위험이 높은 위험물질이라는 대대적인 보도를 읽고 중단하게 되었고, 그 결과 나의 건강 상태는 심신

(心身)이 다같이 최악 상태가 되기에 이르렀습니다.

가지각색의 건강 정보를 수집해서, 건강에 좋다는 물질·방법과 갱년기 장애를 경감시킨다는 방법은 모조리 시용(試用)했습니다. 물론, 영양 및 의학 전문가 여러분들이 권장하는 「30 품목을 균형 있게 먹는 법」도 충실히 실행했습니다. 식사만으로는 충분한 영양 섭취가 안 된다는「영양 보조 식품」메이커의 정보를 소중히 여기고 비타민·미네랄 등의 영양 보조제를 조석으로 섭취했습니다.

「스피루리나」,「불가리아 요구르트」,「대두초(酢)」,「흑초(黑酢)」,「로얄제리」,「고려인삼」,「중국차(茶)」등등을 월 평균 식비를 뛰어 넘는 비용을 투입해서 열심히 복용했지만 체력 저하의 개선은 커녕, 건강의 회복 기미도 보이지 않았습니다.

돈이야 어찌 되든, 건강했으면! 고교시절에 항상 염원했듯이, 당시의 나로서는 이것이 절실한 소원이었습니다. 자나깨나 바라는 바는 오로지 이것이었습니다. 하루도 빼지 않고 기도한 보람이 있었던지 이 소원이 이루어지는 날이 왔습니다.

사. 체질을 바꾼 「내추럴 하이진」과의 만남

그것은 1988년 크리스마스의 날이었습니다. 친구가 보내준 한 권의 책이었습니다. 그리고 그 책은 나의 인생을 확 바꿔 놓았습니다.

그 책은 「누구나 날씬한 몸매로 건강해질 수 있는 놀라운 능력을 지니고 있으며」, 「그렇게 되지 못하고 있는 것은 생체를 올바르게 기능시킬 방법을 모르기 때문이며, 생체에 알맞은 습관이라는가, 잘못된 생각 또는 시대에 뒤진 영양학 이론 등이 바로 생체의 능력 발휘를 방해하고 있기 때문」이라는 사실을 나에게 일깨워 주었던 것입니다.

그것은 마치 눈의 가시가 떨어져 나가는 느낌이었습니다. 이제까지 내가 시도해온 잘못된 방식─그것은 마치 번쩍이는 신식 자동차를 갓 취득한 운전면허증 소지자가 자동차의 취급방법에 익숙하지 못해서 휘발유 대신에 등유를 넣거나, 오일 체인지를 하지 않아 먼지와 매연(煤煙)으로 엔진이 움직이지 못할 때까지 마구 자동차를 부려온 바와 꼭 같았습니다.

나는 그 책에서 설명된 「내추럴 하이진」[3]이라는 「자연 법칙에 기준한 생명과학의 이론」을 심도 깊게 공부하였습니다. 「내추럴 하이진」은 1830년대의 미국 의사들에 의해 전개된 건강철학 이론인데 「히포크라테스의 가르침에 따라서 자연과 조화된 삶을 이루기」를 중시한 내용이었습니다.

---

3) 하이진 (hygiene)이란 「위생」, 「청결을 유지하기」, 「섭생」을 뜻하는 말이지만, 웹스터 영영 사전에는 「건강 및 건강 유지를 위한 과학. 건강을 유지하고 질병을 예방하기 위한 원칙에 관한 이론」이라고 정의하고 있다.

　나는 호모사피엔스 (homo sapiens)라는 「사람과(科)」의
동물인 우리 인간이 생물학에 맞는 식사와 생활습관이
과연 무엇인가에 관해 그 핵심을 터득하였고, 「생체와
건강에 관한 놀라운 진실」에 관해서 알게 됨으로써 지
금까지 꿈꾸어 오던 날씬하고 균형 잡힌 체형(體型)과
건강을 쟁취할 수 있었습니다.

　그 후부터 오늘에 이르기까지 이루 형용하기 어려운
갱년기 장애[4] 의 가지가지 증상에서 완전히 해방되었
습니다. 나는 현재 52세인데, 예전과는 판이하게 군살이
일절 없습니다. 스무 살 내외의 발랄한 여성 체격과 꼭
같습니다. 어쩌다가 어머니와 같이 온천욕을 할 때면
「손녀가 정말 아름답습니다!」 라는 부러움에 찬 인사
를 받곤 합니다. 어머니께는 미안한 이야기지만 나의
몸매는 50세를 넘은 여성의 그것과는 전혀 다릅니다.

　갖은 증상의 고통에서 완전히 해방되었습니다. 어깨
결림은 물론이요, 빈혈·냉증·소화불량·고약한 냄새
의 방귀와 대변·무릎 관절의 통증·만성피로… 소녀
기·성년기에 걸쳐 집요하게 따라 붙어 온 나의 고민은
몽땅 해소되었습니다. 좋다는 별의 별 약, 건강 증진에

---

4) 갱년기 장애에 시달리는 사람은 어렸을 때부터 지방분을 대량으로 섭
　취해 온 것이 그 원인이다. 지나친 지방은 혈중의 「에스트로겐」 수준
　이 항상 높은 데, 폐경에 이르러 그것이 급격히 저하하면서 가지각색
　의 장애가 생겨난다. 지방 섭취가 적은 여성의 갱년기에는 이러한 증
　상이 거의 없다. 혈중의 「에스트로겐」 도(度)가 급격한 변동을 나타
　내지 않기 때문이다.

특효가 있다는 보조식품과 보건식품 등은 일절 쓰지 않고도 이러한 성과를 쟁취했습니다.

그것만이 아닙니다. 이제까지는 매년 수 없이 감기로 고생했는데, 이 10여 년 간에는 감기 한 번 걸린 적이 없습니다. 살결은 매끄러우면서 윤기가 흘러 싱싱하게 자라는 어린이의 그것과 같습니다.

낯모르는 사람으로부터 「어째서 살결이 그렇게 곱습니까?」, 「무슨 화장품을 쓰시기에 피부의 윤이 그렇게 아름답습니까?」 등의 질문과 경탄을 가끔 듣습니다. 피부는 생체의 거울입니다. 생체의 속이 깨끗하면 누구나 피부가 고와집니다. 나의 생체는 예전의 조악(粗惡)한 재료가 아닌 천연의 양질(良質) 재료의 공급으로 예상치도 못한 변모를 이루었습니다. 조직을 이루는 세포가 몽땅 새롭게 대체되었기 때문입니다.

내 몸은 속이 아주 가벼워져서 마치 천사의 날개로 지탱되고 있는 느낌입니다. 끊임없는 에너지로 생체는 충만감이 넘치며, 늘 도약하고 싶은 앙양된 기분으로 얼굴의 표정은 쾌활 그것입니다.

어린 시절부터 암울했던 모습은 이제 찾아 볼 길이 없고 초조감·우울증 등은 지난 옛말이 되었습니다. 이러한 신체적 변화만이 아니라 싫은 일, 괴로운 일을 겪더라도 그것을 스트레스로 느끼지 않는 정신면의 안정이 확고히 섰습니다. 몸의 변화는 마음의 안정까지도 가져왔습니다.

생체에 올바른 자연의 영양이 공급되면 건강한 혈액이 형성되고, 이것은 각 부위의 조직을 건강하게 하는 동시에 뇌신경 조직에도 변화가 오면서 심리상태가 정상화됩니다.

옳은 먹거리는 생체뿐만 아니라, 그 사람의 인격 형성에도 크게 작용한다는 사실을 나는 배워서 알게 되었습니다. 항상 각종 증상에 시달리어 암울했던 나의 소극적 성격은 비정상적이요, 비자연적 먹거리에 그 근본 원인이 있었던 것입니다.

세계보건기구(WHO)가 규정하고 있듯이, 「몸(body)과 마음(mind) 및 정신(spirit)이 다같이 어울려서 삼위일체(三位一體)가 되었을 때, 비로소 건강하다고 할 수 있다」라는 사실을 체험으로 실감하고 있습니다. 생활 습관을 확 바꾼 나는 정말 새로 태어난 것입니다.

아침에는 일어나기 싫고, 운동이란 그 무엇이든 백지요, 전차나 버스 속에서 10여분을 서있지 못했던 내가 매일 아침 조깅으로 5Km를 달리고, 주말에는 10Km를 달리고 있습니다. 기나긴 세월을 침대에 뒹굴면서 지내는 일이 무엇보다 편했던 과거가 거짓말 같이 느껴집니다. 이제는 잠에서 깨자마자 마치 용수철 모양으로 튀어나와 몸을 움직이지 않으면 직성이 안 풀립니다.

상쾌한 조깅으로 몸을 푼 후에는 체육관에서 18Kg의 벤치프레스를 20회 올리고, 약 4Kg의 단벨로 100회의 근육운동을 합니다. 내 체중을 팔로 지탱하지 못하던 내가 , 이제는 엎드려뻗쳐를 50회 해내는 체력을 지니게 되었습니다. 이 모든 것이 물론 조반(朝飯) 전의 운동입니다.

그리고, 하루 종일 격심한 근무를 피로감 없이 해내게 되었습니다. 이제 나의 사전(辭典)에는「피곤」이라는 낱말이 사라졌습니다. 52세의 나는「틴에이저」보다 더 건강하며 에너지가 넘치는 몸이 되었습니다.

아. 누구나 100% 날씬하고 건강하게…

생체에 맞는 삶을 누리기만 한다면, 만성 피로로 지쳐 있는 상태에서 탈피해서 에너지 넘치는 삶을 누릴 수 있게 됩니다. 피곤을 느낄 수가 없습니다. 개구쟁이 어린이들이 무심으로 뛰어 놀듯이 에너지에 넘쳐서 부담 없이 활달한 몸 움직임을 하는 자신에 놀라면서 무한한 행복감에 젖습니다.

고된 다이어트 프로그램으로 늘 허기진 생활을 해오던 비만 남녀는 이제 그 괴로움에서 벗어나서, 먹고 싶은 대로 먹으면서 평생 날씬해질 수 있습니다.

어깨결림·요통·두통·빈혈·변비·생리통·생리 전의 긴장증(PMS)·갱년기 장애·소화 장애·빈번한 감기·아토피성 각종 질병·화분증·천식 등의 여러 가지 증상과도 영구히 굿바이입니다.

여드름이나 종기가 일소되어 어린이 같은 매끄럽고

싱싱한 살결이 되살아나면서 윤기가 돕니다. 고혈압이
나 고혈당치로 평생을 화학약제를 복용해 오던 환자도
약에 의지하지 않고도 정상화됩니다. 관절염이나 만성
관절 류머티스로 오랜 세월을 수족과 허리의 고통에 시
달려 온 사람 역시 고통에서 해방됩니다.

「자실 대로 자신 연세이니, 그만큼 살아왔으면 몸
어딘가에 고장이 있는 것은 당연한 일입니다. 약이란
고통을 약간 억제할 뿐, 고치지는 못하는 것이니 고통
을 슬기롭게 견뎌내는 방법을 익힐 수밖에는 도리가 없
어요.」라는 의사의 말을 진짜로 믿어 온 자기 자신과
영구히 결별할 날이 꼭 옵니다.

높은 콜레스테롤치(值)·중성 지방치·요산치(尿酸値)
등으로 치료 중인 사람 역시 모두 정상 수치를 유지하
면서 건강을 찾을 수 있습니다. 이제, 약은 필요 없습니
다. 신장이나 간장 기능이 나쁜 사람도 놀랍게 개선됩
니다.

생리기능과 그 구조 및 생화학 반응에 적합한 식생활
과 생활 습관을 견지해 가기만 한다면 연로함에 따라서
피할 수 없다는 암·심장병·뇌졸중·당뇨병·골다공
증·간장 및 신장병 등과 기타의 각종 난치병의 90~
95%는 예방됩니다. 불행히, 이러한 질병과 오늘도 싸우
고 있는 분들이라도 올바른 식생활과 생활습관의 실천
으로써 조직의 수복(修復)이 가능한 범위 내에서 회복됩
니다.

　의사가 포기한 에이즈나 암 환자일지라도, 생활 습관을 180° 바꿈으로써 건강을 회복한 예를 나는 많이 알고 있습니다.

　우리는 누구나 건강에 걸맞는 필요 조건을 지켜나가고, 건강에 해로운 생활을 하지 않는다면, 나쁜 증상이 자연적으로 회복되면서 원래의 건강을 되찾을 수가 있습니다. 우리 몸에는 그러한 능력이 천부적(天賦的)으로 갖춰져 있기 때문입니다. 다만, 그 능력이 나타날 찬스를 잡느냐 잡지 못하느냐는 오로지 독자의 선택에 달렸습니다.

　그런데, 나에게 이러한 진리를 가르쳐 준 「어떤 책」이란 다름 아닌 『Fit for Life』(라이프 스타일의 혁명)이라는 제목의 책인데, 이것은 『성경』이나 『바람과 함께 사라지다』와 더불어 세계의 25명저(名著)에 랭크되어 있습니다.

제 2 장

사람은 왜 병에 걸릴까?

찌그러진 나무 가지에 도끼를 대는 사람은 1000명이나 되지만, 나무 뿌리에 도끼를 대는 사람은 한 명뿐이다.

— H. 솔로 (Solo , 사상가)

가. 독혈증(毒血症)과 질병

사람은 누구나 정화력(淨化力)·치유력·기능 유지력을 태어나면서부터 지니고 있게 마련입니다. 생체는 24시간 유해한 노폐물을 정화하고 건강을 유지토록 노력하는 힘을 가지고 있습니다. 그것은 완전 무결한 「건강 유지 전문가」라고 해도 과언이 아닙니다. 그러나, 그 전문성에도 한계가 있습니다. 생체 유지에 걸맞지 않은 나쁜 물질을 섭취해 간다면 이 능력과 기능에 막대한 지장이 초래됩니다.

자동차를 예로 든다면, 보닛 안쪽의 기계 각 부위에 먼지와 기름 등이 엉키고 찌들어 있으면 자동차는 작동하지 못합니다. 이와 같이, 우리 인간의 생체도 유해한 물질이 체내에 들어오면 그것을 제거해야 합니다. 그것들을 그대로 방치한다면 그 노폐물로 말미암아 언젠가는 큰 지장이 생기게 되기 때문입니다.

이러한 원인은, 배제되지 못해서 축적되어 온 대사 부산물(代謝副産物)이라든지, 몸에 맞지 않는 먹거리에서 오는 「독혈증(毒血症)」 입니다. 독혈증이란, 「축적된 불필요한 노폐물 또는 잘못된 식습관(食習慣)으로 체내에 형성된 유해 물질 및 가공식품(加工食品)에 포함된 첨가 물질(添加物質) 등의 독소가 혈액에 들어가서 생기는 중독 상태」를 가리키는데, 이것이 바로 질병 또는 비만의 원흉으로 작용합니다.

1920 년대의 초두, 「독혈증」이라는 용어(用語)를 처음 쓰기 시작한 J. H. 틸덴 박사는 그의 저서5) 에서 아래와 같이 갈파하고 있습니다.

'독혈증은 우리 인간이 시달리고 있는 각종 질병의 근원이며, 우리가 질병이라고 부르는 증상이란 생체 스스로가 이 독(毒)을 중화하기 위한 노력의 신호 바로 그것이다.'

질병에는 각기 명칭이 있어서 마치 몇 천 종의 질병이 있는 것으로 착각하고 있지만, 사실은 거의 모든 질병의 원인은 단 한가지— 바로 독혈증입니다.

독혈증의 증상은 어떠한 것이겠습니까? 그것은 우리의 생체를 제방(堤防)으로 보고, 몸 속의 독(毒)을 강물로 비유해 보면 이해가 빠릅니다.

---

5) *Toxaemia Explained* (독혈증의 해명)

우리가 제아무리 건장(健壯)하고, 또한 건강을 유지코
자 각양각색의 건강법을 활용한다 해도, 체내의 독이
점점 증가해 가고 있는 상황을 정지시키지 못한다면,
언젠가는 그 제방이 무너지면서 생체에 걷잡을 수 없는
피해가 옵니다.

이 독(毒)을 줄이거나, 없애지 못한다면 결국에는 제
방의 내구한도(耐久限度)를 넘게 되어, 대량의 독물질로
말미암아 질병이 생기게 됩니다.

나. 체중 증가는 경고 신호이다

우리의 생체는 대사작용(代謝作用)에 의해서 정상 기
능이 유지되고 있습니다. 대사작용이란 음식물을 먹고,
그것으로 이용할 물질을 이용해서, 생체의 조직을 만들
어 가는 동화작용(同化作用)과, 이용할 수 없는 물질이나
성분을 배설하거나 또는 낡아버린 조직을 제거하는 이
화작용(異化作用)에 의해서 자연스러운 균형이 유지되도
록 꾸며져 있습니다. 이 균형이 깨지면 곧 독혈증이 생
깁니다.

우리 생체에서는 매일 3,000~8,000억(億) 개의 세포가
죽어 가는데, 그것은 노폐물로서 장(腸)·방광·피부·
폐로부터 배설됩니다. 죽은 세포는 우리에게 소용이 없
을 뿐만 아니라, 그것을 끼고 있게 되면 해독을 입습니
다.

그러므로, 배설 속도보다 빠르게 노폐물이 생겨나면 배설작용이 그에 뒤지게 되므로 노폐물이 체내에 쌓이면서 생체는 이 독소로 오염되게 마련입니다.

이러한 대사 과정 이외에도 독혈증이 생기는 원인이 있는데, 그것은 소식에서 제대로 소화·흡수되지 못한 먹거리의 부산물입니다.

오늘날 우리가 매일 먹는 먹거리는 일반적으로 신선한 제철의 것보다는 가공(加工)된 것이 대부분입니다. 비록, 사들였을 때에는 생명력 있는 식재(食材)였지만, 우리는 그것을 볶고, 지지고, 삶고, 기름에 튀기는 가열조리(加熱調理)로써 먹는 경우가 대부분입니다.

그런데, 우리의 생체의 생리기능과 구조는 원래, 가공된 먹거리나 첨가물을 처리하도록 꾸며져 있지는 않습니다. 이러한 먹거리는 체내에서 처리되지 못하므로 완전한 소화·흡수과정을 거치지 못하고 체내에 남게 됩니다. 원래 사람의 몸에 맞지 않는 먹거리가 배설되지 않고 체내에 남게 되는데 그러한 먹거리를 지속적으로 먹고 있는 한, 첨가물 등의 독성은 자꾸만 축적되어 가게 마련입니다. 당연한 일이지만, 독성이 있는 먹거리를 먹으면 먹을 수록 질병에 걸릴 확률은 높아집니다.

사멸(死滅)한 세포는 맹렬한 유독 물질로 변해서 조직을 손상시킵니다. 일반적으로 독성물질은 강력한 산성(酸性)이므로, 이것은 마치 의류에 염산을 뿌린 경우처럼 정상세포를 괴멸시켜 갑니다.

체내에 산(酸)이 축적되어 가면 그것을 중화시키고자 세포조직은 물을 빨아들입니다. 이 결과, 체중이 증가하게 됩니다. 이것은「체내에 독성물질이 지나치게 많다」라는 경고 신호입니다. 이와 같이, 독혈증은 우선 과중한 체중 현상을 나타냅니다.

체중의 증가로 고민 중인 사람은 재빨리 그 독성을 몸밖으로 배설해야 합니다. 매일 정기적으로 보는 배설작용으로도 배설되지 않는 노폐물을 끊임없이 체내에서 만들어 내게 된다면, 그것은 몸 어딘가에서 부단히 쌓여가고 있을 것입니다.

이러한 근본 이치를 무시하고, 독소가 쌓여 가는 식생활을 계속해 간다면, 그 결과는 뻔합니다. 독자께서 건강과 장수(長壽)를 바란다면 체내를 되도록 깨끗이 유지해서 독소가 누적되지 않도록 하는 일이 근본 중의 근본입니다.

비만과 질병— 그리고 고통 없는 삶을 즐겁게 보낼 비결은, 우선「독혈증」을 심각하게 이해함으로써 독성의 수준을 최저한으로 저하시키는 일입니다. 이것은 오로지 식생활의 근본적 개혁으로써만 가능합니다.

제 3 장

100세까지 병 없이 살아가기 위한 3대 원칙

맛있는 먹거리가 소화기관(消化器官)을 썩게 한다.

— W. 셰익스피어 (극작가)

비만으로 나날을 암울하게 보내거나, 비만에서 온 질병으로 한숨의 매일을 보내고 있는 독자께서는, 감량되어 날씬해진 체형(體型)을 확실하게 평생 지니면서 건강하고 발랄한 삶을 100살까지 엔조이할 수 있는 비결인 「3대 원칙」을 깊이 인식하고 실천하기 바랍니다.

무엇을 먹을 것인가?

인류는 「생명의 물을 풍부히 간직한 먹거리」로 살아왔다

육식(肉食)으로 당신의 몸을 오염시키지 말라.
옥수수도 있고, 사과도 있다.
사과는 그 무게로 가지가 휠 정도로 푸성지다.
포도도 있고, 열매나 야채도 있다. 이것들이야 말로
우리의 먹거리이다.

─ 피타고라스

(그리스의 철학자 · 수학자 · 종교가, 570 B.C. ~ ?)

제 1 원칙

가. 인류는 과식동물(果食動物)이었다

독자께서는 먹거리의 선택 기준을 어디에 두고 계십니까? 통계에 따른다면, 대개의 사람들은「값싸야 하고」,「간단해야 하며」,「습관에 따르며」,「유행에 따른다」라는 각 항에 비중을 두고 있으며,「영양」은 그 뒤인 듯합니다.

스스로 선택해서 먹고 있는 먹거리가 현재 (또는 가까운 장래)의 비만이나 질병의 원인으로 작용한다는 사실을 생각이나 해보셨는지요?

평생을 날씬한 몸매로 건강을 유지하면서 정력적으로 장수하려면 우선 생리적 기준에 맞는 먹거리를 섭취해야 합니다. 내가 이 진리를 깨달은 것은 만성피로・소화장애・어깨 결림・빈혈・생리통 등의 고질로 20여 년간을 시달려 온 끝에, 아니 여성의 보물인 자궁을 상실하고 난 후였습니다.

지구에는 약 10억 종(種)이 넘는 동물이 생식하고 있습니다. 생체 구조와 그 생리기능, 생화학 반응 등이 서로 다른 이 수많은 동물은 각기 생물학적 독자성(獨自性)에 따르는 특정 먹거리를 먹고 있습니다.

육식・초식・곡식・잡식・과식(果食) 등 동물의 각기 상이한 먹거리의 독자성에 관해서는 일찍이 아리스토텔레스가 규정한 바 있습니다. 육식동물인 사자나 호랑이가 바나나라든가 배추를 상식(常食)하는 광경을 본 사람이 없을 것이고, 초식을 하는 코끼리가 옆을 지나가는 다른 동물을 잡아먹는 광경을 본 사람도 없습니다.

자연계의 동물은 자연섭리에 따른 독자적(獨自的) 법칙에 따라서 먹고, 삶을 누리고 있습니다. 그리고, 일반적으로 죽기 직전까지 무병하게 지내고 있습니다. 자연계에는 비만으로 하늘을 날지 못하는 조류(鳥類)가 있을 수 없고, 초원을 달리지 못하여 허덕이는 영양이나 기린이 없습니다.

그들에게는 소위 문명 사회라는 인간사회에 만연하고 있는 암을 비롯한 각종 난치병— 신장병·뇌졸중·당뇨병·골다공증 등의 생활습관병으로 고생하다가 요절하는 일이 절대 없습니다. 그들의 일생은 주어진 수명을 다한 후에는 태어날 때와 같은 무심(無心) 속에서 흙으로 돌아갑니다.

동물은 일반적으로 성숙기까지 소요된 연월(年月)의 6~8배의 수명을 갖는다고 합니다. 예컨대, 말(馬)은 성숙하는데 3년이 걸리므로, 일반적으로 20년을 살다가 갑니다.

인간인 호모사피엔스(인류)는 일반적으로 성숙하는데 20년이 걸리므로 그 6~8배인 수명으로 본다면 최저 120년은 살 수 있다는 계산인데, 120세 이상의 수명을 누린 사람은 온 세상이 떠들썩한 화재거리가 될 정도로

희귀합니다.

세계에서 가장 수명이 길다는 일본인의 평균 수명은 겨우 79.8세[6] 이므로, 우리 인간은 자연 수명을 온전하게 누리고 있지 못합니다.

자연계의 동물과는 전혀 달리, 인간은 비만이라든가 각종 질병에 시달리면서 자연수명보다 빨리 죽는데, 그 원인은 자연계의 동물 모양으로 대자연이 정해준 독자적 법칙을 무시하고 살기 때문입니다.

좀더 알기 쉽게 말하면, 대부분의 사람이 엉뚱한 연료를 넣고 달리는 자동차와 같다고 할 수 있습니다.

지구상에 존재하는 동물로서 자기의 생리기능과 구조에 맞지 않는 먹거리를 섭취하고 있는 동물은 오로지 「인간」뿐이며, 각양각색의 질병에 시달리고 있는 동물 역시 오로지 「인간」뿐이라는 사실에 주목해 본 적이 있습니까?

영양사(營養士)들은 「알곡과 육류를 균형 있게 먹도록」 역설하지만, 사람이란 원래 잡식동물이 아닙니다. 과일이나 야채를 먹도록 되어 있는 오랑우탄이나 고리라, 침팬지 등의 영장류(靈長類)와 꼭 같은 **과식(果食)**동물에 인간은 속합니다.

엄밀히 말해서, 우리의 생체는 그 생리기능과 구조로 볼 때, 약 600만 년 전에 갈라져서 서로 다른 진화(進化)의 길을 더듬어 온 같은 조상을 갖는 침팬지와 거의

---

6) 남자 77.64세, 여성 84.62세. —2000년 통계

같습니다. MIT대학 교수인 도네가와 스스무(利根川進)
박사의 말은 이러 합니다.

　　'인간과 침팬지와의 상위(相違) 점은 불과 2%인데, 그 차
　이점이란 체모(體毛)의 유무와 두뇌 발달이다. 해부학적으로
　본 생체의 구조·소화기관을 비롯한 모든 대사기능은 꼭 같
　다.' 7)

　침팬지 먹거리의 50%는 과일이요, 40%가 야채(부드
러운 잎이나 풀)이고, 5%가 근채류(根菜類)이며, 동물성 먹
거리는 개미류의 4% 정도라고 합니다.
　따라서, 우리 인간의 생체에 가장 적합한 먹거리란
「과일과 야채」입니다.
　참고로「구약성경」창세기 제1장 제29절에는,

　　'내가 온 지면에 씨 맺는 모든 채소와 씨 가진 열매를 맺
　는 모든 나무를 너희에게 주나니 (그것이) 너희 식물(食物)
　이 되리라….'

라고 밝혀 있습니다. 이 외에도 우리 조상은 태고(太古)
때부터 과일을 주식(主食)으로 삼아 왔다는 사실이 인류
학·고고학·해부학·역사학 상으로 증명되고 있습니
다.

---

7) *Nature*지(誌) (2000.2.1.)는 '인간과 침팬지의 차이점은 겨우 1.23%
　이다' 라고 발표하였음.

문명이 발달하여 식문화(食文化)가 아무리 발달해 간
다해도 우리의 소화기관의 구조나 소화 과정 및 생화학
적 반응은 오늘도 고대인(古代人)의 그것과 꼭 같습니다.
그런데, 문명 제국(諸國)의 현대인들이 먹어야 할 먹거
리의 결정권은 이제 식품산업체와 매스미디어의 손에
끌려가고 있다시피 되어 있습니다.

그 결과, 오늘의 우리는 고도로 가공(加工)된 즉석 먹
거리인 햄버거류라든지 편의점의 도시락 등을 고대인
(古代人)과 똑같은 우리의 소화기관에 쏟아 넣기에 여념
이 없습니다.「이러한 종류의 식품(食品)은 인간에게 크
게 잘못된 먹거리다」라는 사실을 알고 있는 사람은 극
히 일부에 불과하니, 한심한 일이 아닐 수 없습니다.

나. 천재(天才)들은 과식(果食)주의자였다

세계 3대 현인(賢人) 중의 한 사람인 고대 희랍의 철
학자·수학자 생리학자였던 피타고라스는 이미 2,500
여 년 전에 오늘의「내추럴 하이진」의 이론을 설명하
여, 우리에게 옳은 식사법(食事法)을 가르치고 있습니다.

난해한 수학이론을 허다하게 수립하고, 그 당시에 이
미「지구는 둥글다」라는 사실을 지적한 바 있는 그의
주식(主食)은 과일이었습니다. 그의 가르침에 따라서 과
일과 야채를 먹거리로 하고 있는 사람들을 가리켜서
「피타고리언」8)이라고 불렀습니다. 히포크라테스, 소

크라테스, 플라톤, 아리스토텔레스 등의 위인들도 이에 동참하였는데, 그들은 후루타리언(fruitarian, 菜食主義者) 문화를 확립시킨 점으로도 유명합니다.

그 당시의 모양을 고대 희랍의 저명한 역사가인 헤로도토스는 이렇게 남기고 있습니다.

> '…희랍의 그 옛날 주민들은 오렌지가 나는 고장에서 살고 있었으며,「오렌지」와「데츠」를 주식으로 하고 있던 사람들은 평균 200살을 살았다….'

고대 올림픽에서 강인한 체력을 다툰 근골(筋骨)이 늠름했던 경기자들도 과일을 주식으로 삼아서 놀라운 기록을 세웠습니다. 「피타고리언」이라는 용어는 라틴어인 「베지타리언」9) 이라는 용어로 1840년 대에 그 뜻이 바뀌기까지 「과일이나 야채를 주식으로 하는 정력적 사람들」을 가리키는 말로 널리 쓰여졌습니다. 「베지태리언」이라는 용어는 원래 베지터블에서 나온 말이 아니었을 뿐더러, 야채나 곡식을 먹는 사람을 가리키는 말도 아니었습니다.

다. 과식(果食)동물임을 증명하는 5대 근거

「인간의 생체는 과일과 야채를 주식(主食)으로 하도록

---

8) 피타고라스의 가르침에 따르는 사람이라는 뜻.
9) 「정력적인」이란 뜻의 말.

꾸며져 있다」라는 생물학적 근거는 아래의 5가지 항목
에서입니다.

(1) 과일과 야채는「물」로 차 있다.

∵ 생체에는 먹거리보다 물이 더 중요하다.

(2) 과일과 야채에는「당(糖)」이 풍부하다.

∵ 당은 생체의 에너지원(源)이다

(3) 과일과 야채에는「효소」가 풍부하다.

∵ 효소는 곧 생명력이다.

(4) 과일과 야채에는 건강한 몸을 이루는데 필요한
영양과 질병을 격퇴시키는 성분이 풍부하다.

(5) 과일과 야채는 생체를 약(弱)알칼리성으로 유지시
킨다.

(1) 생체는 생명의 물을 갈망한다

--과일의 수분은 「생명의 원천」이다

「내추럴 하이진」식(式)으로 먹는 법은, 장구한 시간
에 걸쳐서 배설되지 않고 체내에 고착되어 있는 노폐
물10) 을 깨끗이 제거하고, 독혈증을 없애는데 뛰어난
효과를 나타내는 식사법입니다. 그것은 적어도 식사의
70%가 수분이 풍부한 과일과 야채로 구성된 것입니다.
수분은 누구나 알고 있듯이, 생명 유지에 공기 다음으

---

10) 필요 이상으로 체중을 늘리면서 질병을 일으키는 근본 원인이 되는
물질.

로 중요한 필요 물질이므로, 영양이 충분하냐 보다도 수분이 넉넉하냐가 더욱 중요합니다.

우리는 물 없이는 살아가지 못합니다. 우리 생체의 70%가 물로 이루어져 있습니다. 지구의 표면적(表面的) 역시 70%가 물입니다. 사람이나 지구가 다 같이 7:3의 비율로 베스트 컨디션을 이루도록 되어 있습니다. 따라서 날씬한 체형으로 건강을 유지하려면 70%의 수분 공급이 절대로 필요합니다.

그런데, 「보통 물」을 제아무리 대량으로 마셔도 아무 효과가 없습니다. 생명이 있는, 살아 있는 물이어야 합니다. 그러한 물은 당분·비타민·미네랄·효소 외에도 여러 가지 영양분을 풍부히 지닌, 살아있는 신선한 과일이나 야채 속에만 있습니다. 특히, 과일은 이러한 성분을 80~90%나 포함하고 있는 지구상에서 가장 좋은 물입니다.

과일과 야채 속의 풍부한 「생명수」는 우리 체내에서 상상을 넘는 아주 중요한 역할을 합니다. 이 물은 60조(兆)가 넘는 우리 생체의 세포 하나 하나에 영양을 공급하는 수송수단의 역할을 합니다. 당(糖, 탄수화물)이라든가 아미노산(단백질의 구성요소)·비타민·미네랄과 과일 속이나 야채 속의 고유성분은 식이섬유(食餌纖維)의 틈새에서 추출(抽出)된 후에 물에 실려서 장(腸)으로 수송됩니다.

이들 영양분은 장벽(腸壁)에서 흡수되어서 혈류(血流)

를 타는 동시에 추출된 과일·야채의 원자(原子)·분자(分子) 및 효소의 도움으로 생체의 세포·조직·선(腺)·기관(器官) 및 기타의 모든 구석구석으로 샅샅이 그리고 재빨리 공급됩니다.

이렇게 해서 물은 영양분을 장(腸)에 넘긴 후에 구석구석의 노폐물을 수거해서 몸을 깨끗이 해줍니다. 세포는 영양이 풍부한 세포 외액(外液) 속에 잠겨 있기 때문입니다. 따라서, 체내에 수분이 부족하면 산소와 영양을 세포에 만족스럽게 공급할 수가 없을 뿐더러, 세포에서 폐기된 유해한 노폐물을 신속하게 반출할 수도 없습니다.

산소와 영양이 부족한 세포는「세포 내 변비(細胞內便秘)」가 되는데, 이것이 곧「독혈증」의 시작입니다.

먹거리와 영양 섭취 작용이 인체의 건강에 미치는 영향에 관해서, 세계의 누구보다도 오랫동안 연구해서 많은 저서를 출판함으로써「내추럴 하이진」이론 보급에 가장 큰 공헌을 한 바 있는 H. 쉘톤 박사는,「세포 내 변비」는「장내(腸內)」변비 보다 훨씬 심각한 문제임을 지적했습니다.

우리는 이제,「독혈증」이 어떻다는 것을 알았습니다.「내추럴 하이진」에서는 체중이라든지, 기타의 건강상의 문제를 지니고 있는 사람은 체내의 수분 부족으로 인해서 노폐물을 신속히 배설할 수 없는 상태에 있는 사람들이라는 사실을 알게 되었습니다.

이 세상의 어떠한 것이든, 물이 없다면 깨끗해질 수가 없습니다. 체내 역시 깨끗한 물이 풍부치 않다면 정화가 시원스레 이루어지지 못합니다. 우리는 매일, 또는 하루 건너로 몸겉을 씻지만, 중요한 몸 안은 대개의 사람이 평생을 두고 시원하게 씻어내지 못하고 있습니다.

매일 아침 머리를 감고 땀 냄새가 나지 않도록 신경 쓰면서도, 몸 안을 깨끗이 해야 한다는 중요성에는 무신경합니다. 체내를 깨끗이 할 먹거리는 먹지 않고, 평생을 두고 혀에 달콤하고 맛있는 먹거리만 먹어온 탓에 생긴 독성 노폐물을 말끔히 씻어내지 못하고 살고 있는 사람이 대부분입니다.

우리가 먹고 있는 대부분의 먹거리는 가공(加工)했거나 가열 조리한 것이라서 거의 수분이 없거나 유효 성분이 상실되어 있습니다. 내가 살고 있는 미국에서는 성인의 61%가 비만체인데, 이것의 원인은 바로 여기에 있습니다. 이들 4명중의 3명이 심장병 또는 암에 걸리는 이유는, 그들이 몇 십 년 동안 체내를 막히게 하는 먹거리 위주의 식생활을 하면서. 몸 안을 깨끗이 하는데 유효한 먹거리의 섭취량이 너무나 적었던 탓이라고 할 수 있습니다. 그들 체내에는 독소를 지닌 노폐물이 배설되지 않고 쌓여 있어, 그 부담으로 인하여 생체는 원래의 기능을 발휘하지 못합니다. 50세 전후 (일본) 남성 2명 중의 1명이 비만체인 근본 원인은 노폐물이 체내에 쌓여 있기 때문입니다.

(2) 생체는 당(탄수화물)을 갈망한다
—과일의 당은 최상의 에너지원이다

지구상에서 과일 만한 훌륭한 에너지원(源)은 없습니다. 심장을 움직이게 하는, 근육을 움직이게 하는, 먹거리를 소화시키는, 골똘히 생각을 하게 하는 등의 모든 활동 에너지원(源)은 단백질이 아니라, 포도당(글루코스)이라는 당(糖)입니다. 과일 속의 당(果糖, 푸르크토스)은 애당초부터 그 속에 있는 효소의 힘으로 말미암아 생체에 흡수되기 쉬운 상태로 미리 소화되어 있습니다.

따라서, 과일은 위(胃)에서 소화작용을 거치지 않고, 위를 그냥 통과하여 장(腸)으로 넘겨져서 귀중한 에너지원(源)이 되어 장벽(腸壁)에서 흡수됩니다.

과일은 지구상에서 가장 깨끗한 에너지원이며, 그것은 완전 연소되므로 유해 독소를 체내에 남기지 않습니다. 또한, 과일에는 섬유가 풍부하므로 혈액 속으로 조용히 흡수됩니다. 흰설탕이나 백미를 먹었을 때처럼 당으로 혈액을 혼란스럽게 하지도 않습니다.

과일의 소화에는 체내의 비축 에너지가 거의 쓰여지지 않으므로, 이렇게 절약된 에너지는 조직 정화(=날씬해 짐)라든지 세포 또는 조직의 수복(修復)작용에 충당됩니다. 이러한 이유로 말미암아 과일을 생체의 에너지원으로 삼는다는 것은 아주 이상적입니다.

「생체 내의 각종 작업 중에서 먹거리 소화에 투입하

는 에너지만큼 대량 에너지를 소비하는 활동은 없다」라는 사실을 기억해 두기 바랍니다.

「내추럴 하이진」방식의 식사법은, 소화에 투입할 에너지를 크게 절약하고, 절약된 이 에너지를 생체 내의 대청소(정화작용)에 충당하게 되는데, 이 정화작업에 필요한 물질이 바로, 수분 풍부한 먹거리에서 받아들인 생명력 넘치는「살아 있는 물」인 과일물입니다.

오로지 과일만이 소화에 에너지를 거의 소비하지 않고 최대한의 에너지를 얻을 수 있는 먹거리입니다. 과일의 에너지 전환 효율(轉換效率)은 90%입니다. 즉, 소화로 잃은 체내의 에너지량(量)은 과일이 생체에 주는 총에너지량의 10%에 불과합니다. 그런데, 쌀은 그 자체를 소화하기에 30%의 에너지를 소비합니다. 고기는 70%나 됩니다.

(3) 생체는 효소를 갈망한다
―과일에는 효소가 응축되어 있다

또한 신선한 과일이나 야채에는 생명의 뿌리라고 할 효소가 풍부합니다. 이러한 먹거리를 섭취하면 이 효소로 인하여 체내에 간직했던 원래의 효소를 소모하지 않고도 소화·흡수작용을 쉽사리 수행할 수 있습니다. 이렇게 해서 소화과정에서 절약된 효소는 다른 생명 활동에 충당하게 됩니다.

다른 생명 활동이란, 우선 유해독소(노폐물)의 배설기

능을 높이는 일인데, 이 활동이 촉진되면 체중이 줍니다.

먹거리를 가열하면 54.4℃에서 효소는 죽습니다. 효소를 잃은 먹거리에는 생명력이 없습니다. 날깨를 심으면 싹이 나지만 볶은 깨를 심으면 싹이 안 납니다. 냉장고 속에 오래된 당근에서는 잎이 나지만 가열한 당근에서는 눈(芽)이 트지 않습니다.

이 차이가 바로 생명력입니다. 우리는 「죽은 먹거리」에서는 아무 은혜를 받지 못할 뿐더러, 오히려 수명이 단축됩니다.

「수분과 효소가 풍부한 먹거리의 생식(生食)의 중요성」을 50년 간 연구한 N. 워커 박사는 이 점에 관해서 이렇게 말합니다.11)

'자연 상태의 신선한 식물(植物)·야채·열매·씨앗 등은 원자(原子)와 분자(分子)로 되어 있다. 그것들이 천연 상태라면, 그 속에는 「효소」라는 활력 넘치는 파워가 있다. **효소란, 생물의 살아 있는 세포의 분자와 원자에 들어 있는 「생명의 원천」이다.**'

'**사람 세포 속의 효소는 식물(植物) 세포 속의 효소와 흑사(酷似)하다.** 인체를 구성하는 원자와 식물(植物)을 구성하는 원자는 서로 끄는 성질이 있는데, 그 성질을 이용해서 인체가 세포를 수복(修復)하고자 할 때에 특정 원자가 필요하게

---

11) 「*Pure and Simple Natural Weight Control*」 (자연 혜택에 의한 건강법).

되면, 섭취한 천연 상태의 먹거리 속에 있는 꼭 같은 원자를 인체(人體)에 끌어당긴다.'

'이러한 메커니즘으로 말미암아 인체는 천연 먹거리의 세포에서 눈으로는 볼 수 없는 파워를 넘겨받고 활기를 얻게 된다. 그런데 이러한 유인력(誘引力)은 살아 있는 분자끼리가 아니면 작용하지 않는다. 효소는 열에 매우 민감해서 54.4℃ 이상이면 사멸한다. 그 이상의 고열로 조리한 먹거리에는 원래 있던 효소가 몽땅 파괴된다. **가열한 음식이란 곧 죽은 음식이다.**'

'(생명력이) 죽은 음식은 생명체로서의 가치와 영양 가치를 몽땅 잃는다. 그러나, 그러한 먹거리일지라도 사람의 조직 속에서 자체의 목숨을 유지하는 역할만은 하고 있는데, 그것은 건강·에너지·활력을 점차 쇠퇴시키는 값비싼 대가를 치르고서야 이루어진다.'

이로써 알 수 있듯이, 효소는 모든 생물 속에 존재하면서 그의 생명 활동을 영위하는 물질이므로 「생명력의 근원」 이라고 할 수 있습니다.

효소가 없다면 우리는 아무 것도 못합니다. 물건을 보거나, 생각을 하거나, 심장을 움직이게 하거나, 숨을 쉬거나, 날씬한 몸매를 가꾸거나, 먹거리를 소화시키거나, 먹거리의 비타민·미네랄·단백질·탄수화물·지방 등을 활용하거나 하는 모든 기능을 발휘할 수가 없습니다. 또한, 에너지를 만들지도 못하고, 세포의 대사나 조직의 수복, 유해 독소(노폐물)의 배설마저도 할 수 없습니다.

효소에는 3종류가 있습니다. 식물(食物)효소와 소화효소 및 대사효소가 그것입니다. 식물효소가 있으므로 퍼런 바나나가 노랗게 익고, 사과나 토마토는 빨갛게 여물 수 있습니다.

이 3종류의 효소 중의 소화효소와 대사효소는 체내에서 3,000여 종류가 만들어지는데, 그 능력에는 한계가 있어서 나이를 먹을수록 그 능력이 떨어져 갑니다. 그러므로, 효소는 태어나면서 예치(預置)된 은행예금과 같은 것입니다.

일반적으로 노인의 효소량은 유유아(乳幼兒)의 1/100 정도입니다. 80세의 노인 효소는 25세 청년의 1/30입니다. 효소예금을 마구 꺼내 쓰면 빨리 감소합니다. 가공식품이나 가열식품의 섭취량 보다 훨씬 많은 과일이나 야채를 먹는 사람은 효소예금의 절약 효과로 인해서 항상 젊고 싱싱합니다.

80이 되고도 60대로 보이는 사람과, 40대인데도 60세 이상으로 보이는 사람의 차이의 하나가 바로 여기에 있습니다.

에너지의 저하·비만·피로감·소화력 저하·변비·면역력 저하·겉늙음·요절(夭折), 이러한 모든 현상은 예치효소의 고갈로 인한 것입니다. 젊음과 건강의 비결이 바로 효소에 있으므로, 예치효소를 절약한다는 뜻에서도 효소를 대량 포함하고 있는 먹거리를 듬뿍 먹는 일이 아주 중요합니다.

(4) 생체는 건강해지기 위해서 영양소를 갈망한다
―과일 · 야채야말로 완전 식품이다

ㄱ) 단백질에 관하여――

과일은 모유(母乳) 이상의 단백질 원(源)이다

과일 및 야채에는 단백질을 구성하고 있는 아미노산(酸)이 풍부합니다. 바나나 속의 단백질은 유유아(乳幼兒)의 이상적 먹거리인 모유(母乳)와 같은 분량입니다(칼로리의 5%). 오렌지에는 7.8%, 딸기에는 10.2%가 포함되어 있습니다.

우리 생체가 필요로 하는 단백질의 분량은 일반적으로 인식하고 있는 바 보다 훨씬 소량(25gr./day)입니다. 외부로부터의 공급량이 이렇게 적은 이유는, 우리 생체에서는 단백질의 70%를 스스로 리사이클(再生)하고 있기 때문입니다.

성장하는 과일 · 야채 · 알곡 · 콩류 등에는 모두 단백질이 있으므로 과일을 주식으로 했다 해서 단백질 결핍이 되는 일은 결코 없습니다. 믿어지지 않겠지만, 100Kcal 단위로 볼 때, 브록콜리 속에는 비프스테이크의 2.2배나 되는 단백질이 있습니다.

ㄴ) 비타민·미네랄에 관하여--

과일은 비타민과 미네랄의 보고(寶庫)이다

이 성분은 효소와 더불어 생체의 대사 기능을 원활하게 합니다. 인류를 포함한 영장류(靈長類)는 체내에서 비타민C를 합성할 수 없는 동물입니다. 그러므로, 우리는 과일과 야채를 먹지 않는다면 생체의 기능이 작동되지 않게 꾸며져 있습니다.

또한, 미네랄은 건강한 혈액이라든가 뼈 그리고 조직 대체(代替)에 필요한 영양분을 풍부하게 공급합니다. 과일·야채에는 체내에서 못 만드는 필수 지방산이 포함되어 있습니다. 열매와 씨앗은 놀라운 필수 지방산원(源)입니다.

ㄷ) 식이(食餌) 섬유에 관하여--

이것은 동물성 식품에는 없는 뛰어난 물질이다

암·뇌졸중·심장병은 문명 사회인의 3대 킬러이며, 별칭 생활습관병으로 불리기도 하는데, 이것들을 박멸할 열쇠는 우리의 식사에 가장 부족한 영양인 식이섬유·항산화 물질·파이토 케미컬을 복용하는 데에 있습니다. 이것들은 동물성 식품에는 전무(全無)한 식물 고유의 성분입니다.12)

과일·야채에 풍부한 식이섬유는 생체의 속을 깨끗이 정화하면서 독혈증을 일소합니다. 가공(加工) 정제된 식

---

12) 비타민E는 동물성 식품에도 극히 소량 있음.

품이나 동물성 식품이 중심 메뉴인 현대인의 식사로서
는 식이섬유의 섭취가 아주 어렵습니다.

평생을 두고 날씬한 체형으로 삶을 즐겁게 누리려면
매일 30~45gr의 식이(食餌) 섬유가 필요한데, 즉석식품
이라든가 간편 도시락을 상식(常食)하면서 신선한 야채
를 먹지 않는 사람들은 매일 겨우 2gr 정도의 식이섬
유를 섭취하고 있을 뿐입니다.13)

과일이나 야채를 가공하지 않고 생으로 먹으면, 그
속의 식이섬유(不溶性)는 대장의 청소원(淸掃員)이 되어서
노폐물을 쓸어 냅니다. 그러나, 이것을 가열해서 먹는다
면 불기(火氣)가 그 생명력을 죽임으로써 생명이 없는
물질로 변합니다. 이것으로는 장내(腸內) 청소능력이 없
을 뿐만 아니라, 도리어 끈적이는 찌꺼기를 장벽(腸壁)
에 비벼대게 됩니다.

이러한 상태가 몇 년이고 계속된다면 끈적이는 퇴적
물(堆積物)이 발효하면서 독혈증을 야기하게 됩니다. 이
렇게 되면 대장의 기능은 활발성을 잃으면서 그 형태가
변하여 변비·대장염·게실(憩室, 장기의 벽면이 확장하면서
생기는 작은 방 모양의 공간)·폴립·대장암 등으로 악화해
갑니다.

또한, 최근의 과학은 사과 속의 수용성 섬유인「페크
틴」은 지방과 콜레스테롤 대사를 제고시키면서 심장병
의 위험을 감소시킨다는 사실을 밝혀냈습니다.

---

13) 평균적 동양인의 섭취량은 16gr.

ㄹ) 항산화 물질, 파이토 케미컬(Phyto-chemical)[14] 에 관하여

과일 및 야채는 생활습관병을 격퇴시키는 마지막 물질입니다. 각종 과일이나 야채에 포함된 영양 성분 중에서 가장 중요한 알짜가 바로 항산화 물질(抗酸化物質)과 파이토 케미컬입니다. 이것들은 생활 습관병을 예방하고 개선하는 데에 꼭 필요한 물질로서, 각종 외적(外敵)과 산화(酸化=炎症)에서 오는 손상에서 식물이 스스로를 지키기 위한 화학 물질입니다. 이것들 역시 동물성 식품에는 결코 없는 성분입니다.[15]

이 성분을 풍부하게 섭취하면, 암·심장병·뇌졸중은 물론이요, 그 외의 각종 질환을 예방하거나 호전시킨다는 사실을 작금 10여 년 간의 과학적 연구로써 밝혀졌습니다.

그리하여, 미국에서는 정부를 비롯한 많은 건강 관련 기관[16]이 한결같이 종래의 동물성 식품[17] 중심의 식단을 고치도록 지도하고 있습니다. 과일 및 야채에 치중한 식물성 식품 중심의 식단으로 전환하기 위한 국민 계몽 운동을 활발하게 전개하고 있습니다. 그것이 곧

---

14) 비타민C , 비타민E, 베타카로틴, 세레늄 등은 산화작용으로 세포가 상하는 것을 막아 주면서, 면역 기능까지도 높인다.
15) 식물(植物) 특유의 색소와 향기 성분. 암·심장병·뇌졸중을 방지하는 강력한 화학물질. 그 종류가 엄청나게 많은데, 알려져 있는 것은 극히 일부에 불과하다.
16) 국립암연구소, 질병예방컨트럴 센터, 미국암연구소, 미국암협회, 미국심장병협회, 미국영양협회, 국립위생연구소 등.
17) 고기, 달걀, 우유 및 그 제품 등.

주목받고 있는 「화이브 어 데이(5 A DAY)」 운동입니다.

「5 A DAY」 운동이란 국립암연구소와 「베터 헬스 (Better Health)재단」[18]이 중심이 되어서 미국 농무성, 후생성 및 「질병예방컨트롤 센터」를 비롯한 다수의 건강 관련 기관, 학교, 재벌 기업, 수퍼마켓 등의 협조로 추진되고 있는 청과물 및 야채에 의한 건강 증진 운동입니다.

미국정부가 권장하고 있는 「푸드 피라미드 (Food Pyramid) 식사 지침」이 규정하고 있는 1일 최저 5서빙으로 과일 및 야채를 먹도록 권장하는 캠페인을 전개함으로써 이 운동의 중요성을 계몽하고 있습니다.

실제로 하루 5서빙으로는 아직 적은 분량이어서 국립암연구소에서는 당초 10서빙을 취해야 한다고 주장한 바 있으나, 현실적으로는 하루 5서빙을 취하고 있는 사람은 겨우 10% 정도이며, 성인의 45%는 과일을, 22%는 야채를 하나도 섭취하지 않는다는 현실에 비추어 볼 때, 이것이 실행 가능한 분량이라는 견지에서 하루 최저 5서빙으로 결정되었습니다.

5서빙이란, 과일이 2~4서빙이며, 야채가 3~5서빙으로서, 이것의 쌍방을 합하여 최저 5서빙을 섭취하도록 권장한 데는 최고부터 최저까지 섭취하는 분량의 폭을 둔 이유는 어린이・여성・남성의 차이를 고려했기 때문입니다.

---

18) 보다 높은 건강을 지향하는 청과업자의 단체.

「내추럴 하이진」의 가르침에서는 하루 최저 7~15 서빙19)으로 정했지만, 최근 미국 미디어에서 화제가 되고 있는『오키나와 프로그램(*Okinawa Program*)』의 저자들은 오키나와 사람들이 세계에서 가장 장수를 누리고 있는 이유는, 돼지고기를 많이 먹기 때문이 아니라 하루 9~17 서빙의 과일과 야채를 섭취하고 있기 때문이라고 설명하고 있습니다. 한편, 라디오나 TV 각종 프로그램에서는 야채와 과일의 섭취량을 대폭 늘리는 일이 얼마나 중요한가를 호소하고 있습니다.

영양 및 건강 전문가들은 이구동성으로 저지방 ·감염(減鹽)·알코올 섭취량의 감소 등의 종래부터 해오던 건강 어프로치로서는 질병 예방이 충분치 않으므로 과일·야채에 치중한 식사에다가 전곡물(全穀物)20)·콩류·열매·씨앗·해조(海藻)·발아 야채(콩나물 등) 등의 플랜트 베이스(plant base, 식물성 식품 위주)의 식사로 전환할 것을 강력히 권하고 있습니다.

이것이야 말로,「내추럴 하이진」식사법과 일치합니다. 10년 전부터 시작한 이 운동의 성과는 청과물의 매출을 41.1%나 증가시킴으로써 360억불($)의 시장으로 약진시켰습니다. 수퍼마켓에서 팔리는 야채와 과일 매출 역시 12.7% 증가했으며, 그 매장(賣場) 면적은 9.3%의 확장률을 보였습니다.

---

19) 과일 3~5 서빙, 야채 4~10 서빙.
20) 희게 정제하지 않은 알곡.

오늘날, 미국인은 일본인의 150%의 과일을, 그리고 200%의 야채를 섭취합니다. 거리의 여기저기에는 「샐러드 바」가 있고 베지태리언의 전문 식당도 속속 생겨나고 있습니다. 인터넷에서 베지태리언 관계 정보 사이트에 액서스(access)하는 수는 매월 100만 건에 육박하고 있는 등, 채식주의에 쏟는 국민의 관심이 나날이 높아 가고 있습니다.

21세기의 식사 경향은 틀림없이 「과일·야채 중심의 식사」일 것임을 많은 과학자 및 의사들이 예고하고 있습니다.

(5) 생체는 알칼리성을 갈망한다
—과일·야채는 알칼리 형성 식품

우리의 생체는 Ph 7.35~7.4의 약(弱)알칼리성으로 유지되어 있습니다. 이 협소한 영역대(領域帶)를 벗어나게 되면 생체의 정상 기능이 어려워져서, 결국에는 죽게 됩니다.

생체가 조금이라도 산성(酸性)에 기울게 되면 피로감·스태미나의 저하·팽만감·체중 증가·각종 알레르기 증상·백발·신경의 폭발·눈가의 그늘·잔주름 등의 생명과는 직접적으로 관계가 없는 이상 증세(異常症勢)가 생깁니다. 그것은 시간의 흐름에 따라서 이윽고 궤양·고혈압·심장병·당뇨병·암 및 기타의 난치병을 유발하게 됩니다.

생체를 약(弱)알칼리성으로 유지하기 위해서는 과일 및 야채·콩류·각종 잡곡·해조류(海藻類) 등의 알칼리 형성 식품을 먹는 것이 동물성 식품이나 백미·빵·면 류(메밀 제외) 등의 산(酸)을 형성할 식품을 먹는 것보다 훨씬 좋습니다.

수분을 많이 포함하고 있는 야채와 과일은 생체를 약 (弱)알칼리성으로 유지하는데 불가결한 놀라운 알칼리 형성 식품입니다. 약알칼리성으로 생체가 유지된다면 정상 체중·매끄러운 살결·스태미나·건강·장수·인 생의 충실감을 비롯해서 상상을 초월하는 혜택을 누릴 수 있습니다. 이상의 설명에서 알 수 있듯이, 수분을 풍 부하게 포함하고 있는 먹거리가 얼마나 훌륭한 식품인 가를 이제 인식하였으리라 믿습니다.

아름다움과 건강을 유지하기 위해서 우리가 할 일은 과일 및 야채의 섭취량을 식사의 70%로 늘리고, 빵· 백미·고기·생선·유제품 등의 응축(凝縮) 식품의 섭취 량을 30% 정도로 국한시키는 것입니다. 되도록 동물성 식품은 안 먹도록 해야 합니다. 그 이유에 관해서는 제 4장에서 설명하겠습니다. 살아 있는 생체는 주로 생명 력을 풍부히 지니고 있는 먹거리로 만들어지기 때문입 니다. 응축식품으로는 결코 보충할 수 없는 파워를 과 일·야채가 공급해 줍니다.

또한, 노폐물을 배설하는 동안에는 사람에 따라서 차 이가 있고, 다소 불쾌한 증상을 느끼는 사람도 있습니

다. 이것은 다년에 걸쳐서 체내에 쌓여 있던 숙변(宿便)
이 배설되면서 느끼는 전형적인 증상(호전반응)이므로
신경 쓸 일이 아닙니다. 이러한 경우에 설사약을 먹거
나 하면 모처럼의 해독 프로세스를 차단하는 결과가 됩
니다.

나의 경우에는, 마치 시커먼 콜타르 모양의 대변이
오래 동안 계속되면서 너무 심한 악취로 현기증이 날
지경이었습니다. 더욱 놀라운 일은, 예전에 대량으로 마
신 커피와 비타민·미네랄 등의 보조식품, 또는 진통제
냄새가 오줌과 숨을 통해 며칠 간이고 풍기는 것이었습
니다. 커피를 끊은 지 오래 되었는데도 입안에는 카페
인이 충만해서 마치 진한 커피를 마신 것처럼 신경의
앙양(昂揚)을 경험하거나, 입에 소금이 듬뿍 들은 듯한
느낌을 겪곤 했습니다.

그리고, 코감기에 걸린 듯이 콧물이 며칠이고 줄줄
흐르는 것이었습니다. 이러한 현상 모두가 오래 동안
체내에 쌓여 있던 카페인과 염분, 또는 몸에 소용없던
화학약제와 보충제, 식품첨가물 등등의 독소(유해 노폐물)
가 장·방광·호흡기·피부의 배설기관을 거쳐서 서서
히 배설되는 증거였습니다.

생체의 내부를 청소한 탓으로 몸 안에 쌓여 있던 불
필요한 물질이 씻겨 나오는 과정이 계속되다가 이윽고,
위(胃) 주변의 군살이 마치 파인 듯이 없어져 갔습니다.
흉측한 냄새를 풍기는 방귀나 대변도 사라졌습니다. 만

성적으로 지속되던 원인 모를 통증이 없어지면서 내 몸
은 믿기지 않을 정도로 가벼워 졌습니다. 여러분! 이
상쾌함을 꼭 경험하십시오. 몸 안을 중화(中和)하여 독
혈증을 없앨 수단으로서 「수분이 듬뿍 든 먹거리를 매
일 많이 먹을 것」, 이것이 바로 제1원칙입니다.

표1. 미국정부가 권장하는 야채와 과일의 섭취량

	야 채	과 일	계
어린이	3 서빙	2 서빙	5 서빙
여 성	4 서빙	3 서빙	7 서빙
남 성	5 서빙	4 서빙	9 서빙

표2. 미국의 1서빙 분량

(1컵 = 225㎖)

과 일	중간 크기의 사과 1개 (약 160g) 바나나 1개 (약 130g) 오렌지 1개 (약 160g) 자른 과일, 가열 조리한 과일†, 통조림 과일† 등 1/2컵 과일 주스 3/4 컵
야 채	푸른 야채 1 컵 기타의 야채, 생것이나 또는 가열 조리한 것†, 1/2 컵 야채 주스 3/4 컵

† 의 것은 이 책에서 천거치 않음.

표3. 항산화물질 · 파이토 케미컬이 풍부히 포함된 식품

종 류	품 목
베타카로틴	당근, 호박, 고구마, 브록코리, 시금치, 케일, 복숭아, 딸기, 살이 빨간 메론.
비타민 C	감귤 류, 키위, 딸기, 토마토, 브록콜리.
비타민 E	씨앗 류, 열매 류, 미정제(未精製)한 모든 알곡.
세레늄	미정제한 모든 알곡, 브록콜리, 파 류, 토마토.
리코빈	토마토, 기타의 빨간 색 과일.
후라보노이드	대두와 각종 콩 류, 파 류, 케일, 셀로리, 브록콜리, 갓 류, 녹차, 딸기, 포도, 사과.
설퍼라페인	브록콜리, 양배추, 카베츠, 케일, 카리플라워.
이소티오시아네트	양배추, 카리플라워, 브록콜리, 케일.
루테인	잎 푸른 야채.
카프사이신	고추
안토시아닌	블루베리, 빨강 포도, 딸기, 감귤 류.
기 타	그 종류가 허다함.

표4. 식품 중에 포함된 항산화물질

(단위 : mg)

품 목	비타민 C	베타카로틴	비타민 E
사과(중간 크기)	8	0.04	0.44
브록콜리	116	1.30	1.32
현미	0	0.00	4.00
씨눈 캬베츠	96	0.67	1.33
당근(중간 크기)	7	12.00	0.28
카리후라워	54	0.01	0.05
노랑 콩	2	0.02	0.57
옥수수	10	0.22	0.15
포도주	47	0.19	0.31
네이비콩	2	0.00	4.10
오렌지(중간크기)	75	0.16	0.31
오렌지 주스	124	0.30	0.22
파인애플	24	0.02	0.16
대두	3	0.01	3.35
생 시금치	16	2.30	0.57
딸기	84	0.02	0.23
고구마	28	15.00	0.35

[자료] ● Pennigton JAT. Bowes and Church's Food Values of
      Portions Commonly Used. New York, Lippinotto 1988.
● Messina M. Messina V. The Dietitian's Guide to Vegetarian
   Diets. Gaithersburg (md) Aspen.1996.
● USDA Nutrient Database for Standard Reference Release 12.
   Last updated April 7, 1999.

제 2 원칙

「언제」 먹을 것인가?

생체에는 「먹기 알맞은 시간대」가 있다

> 생체의 모든 생리기능은
> 뚜렷한 특정 사이클에 따라서 움직인다.
>
> — C. 시즐러 (하버드대학교 의대 교수)

가. 섭취와 소화/ 흡수와 이용/ 배설의 사이클이 있다

여러분께서는 이제껏 자각하지 못했을지 모르겠으나, 인간에게는 「24시간 주기(周期)의 생체 리듬」이 있습니다. 우리 생체는 태어나서 죽을 때까지, 매일같이 일정한 사이클에 따라서 기능하고 있습니다. 그리하여 사람이 섭취한 먹거리의 처리 능력은 이 사이클과 자연스럽게 잘 얽혀져 있느냐에 크게 좌우됩니다.

이 사이클이란, 생체가 매일 먹거리를 섭취하는 일(섭취와 소화), 그 먹거리의 핵심을 생체에 동화(同化)시키는 일(흡수와 이용), 생체에 불필요한 찌꺼기를 버리는 일(배

설)로 구성되어 있으며, 생체는 이 작업을 매일 쉬지 않
고 계속하지만, 사실은 이 일련의 작업은 하루 중에 그
기능이 가장 활발해지는 시간대(時間帶)가 있습니다. 아
래의 표가 그것입니다.

표5. 생체의 사이클

정오~오후 8시	섭취와 소화 (먹거리의 새김의 시간대)
오후 8시~오전 4시	흡수와 이용 (생체에 동화하는 시간대)
오전 4시~정오	배설 (체내의 노폐물과 먹거리의 찌꺼기를 배출시키는 시간대)

이 사실은 우리가 실제로 체험하고 있는 몸의 상태를
곰곰이 돌이켜 본다면 잘 알 수 있습니다.

낮에 활동 중일 때에는 배가 고프면 식사를 하게 되
고, 식사가 늦으면 허기증을 느끼게 됩니다. 이 시간대
에는 하루 중에 가장 효율적으로 식사를 하여 그것을
소화하고 섭취가 잘 되는 시간대입니다.

수면 중에는, 체내의 먹거리에서 추출된 영양을 적극
적으로 흡수·이용해서 동화시킵니다. 이 시간대는 생
체의 성장과 세포의 교체 및 조직의 수복(修復) 작용이
가장 활발해지는 흡수와 이용의 시간대입니다.

잠에서 깨어난 아침 상태를 생각해 보십시오. 이때의
호흡에는 냄새가 나고 혀는 허연 막(膜)으로 덮여 있을

것입니다. 그것은 생체가 필요로 하지 않는 노폐물을 배출하였기 때문입니다.「배설 시간대」에서 이루어지는 일은, 하루 한번 보는 배변과 몇 차례의 배뇨만이 아닙니다. 생체의 모든 세포나 조직에서 이루고 있는 노폐물 제거 작업이 곧 모든 배설입니다. 배설시간대에는 대장이나 방광만이 아니라 호흡기관과 피부에서도 노폐물의 배설 작업이 정력적으로 이루어집니다. 정기적으로 체내에 쌓여 가는 유독한 노폐물이 이 시간대에 효율적으로 매일 배설되면 생체는 항상 깨끗해 질 뿐만 아니라, 질병의 원인인 독소의 축적을 막게 되어 건강이 유지됩니다.

배설은 유해한 노폐물을 체외로 제거하고 생체를 정화(淨化)하기 위해 갖춰진 천부(天賦)의 메커니즘입니다. 그것은 우리가 무의식 중에도 호흡하고 있는 것과 꼭 같이 자동적으로 이루어지고 있습니다. 이 자연의 사이클을 방해하지 않는 한, 생체 내의 노폐물은 쌓이지 않으며, 따라서 비만이나 질병도 없습니다. 자연의「24시간 사이클」에 혼란이 오면 어떻게 되는가? 해외여행을 해본 분은 누구나 경험했을 것입니다.「시간차」란, 바로 이 자연 리듬이 시차(時差)로 인하여 깨진 탓에 생긴 생체의 혼란 상태입니다. 혹은, 심야에 식사를 하면 아침에 상쾌한 기침(起寢)이 안됨을 아는 분은 알고 있을 것입니다. 그것은, 섭취한 먹거리가 위(胃)에서 배출된 후에 이루고 있는 동화작용을 심야 식사로 방해한 탓에 생긴 증상입니다.

저녁 식사로 섭취한 먹거리가 체내에서 흡수·이용 태세에 있는 도중에, 다시 심야 식사를 하게 되면 흡수·이용의 시간대 도중에는 완전히 소화되지 않을 뿐더러 흡수·이용 역시 불완전한 상태에서 아침을 맞이하게 됩니다.

동화시간이 길어지면 그것은「배설 사이클」의 시간대를 침범하게 되므로, 자연히 배설 활동에 혼조(混調)가 옵니다. 그 결과, 대장·방광·호흡기·피부의 네 가지 배설기관의 배설 준비가 조정되지 않은 상태에서 눈을 뜨게 되는 최악 케이스가 됩니다.

잠에서 깨어났을 때의 개운치 않은 상태는 독소가 아직 배설기관에 도달하지 않고 조직 내에 정체해 있기 때문입니다. 이렇게 「섭취와 소화 / 흡수와 이용 / 배설」사이클을 무시한 식생활이 오래 계속된다면 노폐물이 자꾸 체내에 축적되면서 독혈증과 더불어 체중 증가, 나아가서는 발병(發病)으로 연결됩니다.

소화기능을 충분히 활약하게 하려면, 식후 3시간의 여유를 갖는 것이 이상적입니다. 예컨대, 저녁밥은 섭취 사이클의 끝인 오후 8시의 3시간 전, 말하자면 오후 5시에 일찌감치 드는 것이 이상적입니다. 3시간이란, 섭취한 먹거리가 위(胃)에서 아래로 내려가는 데에 필요한 시간인데, 만약 이렇게만 실행하면「흡수와 이용」시간대에 맞춰서 시작되므로 결과적으로는 체내의 노폐물은 순조로이 배설됩니다.

나. 조반을 들지 않아도 되는 이유

여기에서 조반(朝飯) 시간대에 관해서 생각해 봅시다. 「배설 시간대」란 오전 4시부터 정오까지입니다. 또한, 「섭취와 소화 시간대」는 정오부터이니, 언제 조반을 들어야 하느냐 라는 의문이 생깁니다. 상식 밖이라고 놀라겠지만, 사실은 인체(人體)는 조반을 들게 만들어져 있지 않습니다. 잘못된 상식과 선전으로 고정 관념화된 「조반 신앙」을 묵수(墨守)하고 있는 사람들은 매일 같이 귀중한 에너지를 낭비하면서 배설기능을 방해하고 있습니다. 이것은 곧 독혈증을 가져오게 함으로써 스스로 질병을 준비하고 있다 해도 과언이 아닙니다.

배가 고프지도 않은 데도 습관에 따라서, 「조반은 하루의 시작」이라고 세뇌돼온 탓에 먹는 것이 조반입니다. 생리학상으로 볼 때, 아침에는 공복감이 없습니다. 하루 밤을 자고 나면 간장(肝臟)에는 생체의 연료인 약 2,000 Kcal의 포도당이 비축되어 있으므로 이것이 소진될 때까지는 공복감을 느끼지 않습니다.

공복(空腹)은 본래, 점심 전까지는 별로 안 느낍니다. 조반을 먹지 않더라도 허기감(虛氣感) 없이 버티는 이유가 바로 이것입니다. 오히려, 조반을 듦으로써 불필요한 먹거리를 소화시키느라고 생체는 막대한 에너지를 낭비합니다. 생체의 활동 중에서 먹거리를 소화하는데 충당되는 에너지가 가장 다량(多量)입니다.

인간이 하루 세끼를 먹기 시작한 것은 비교적 최근의 일입니다. 고대 희랍이나 로마 전성시대에는 하루 한 끼의 식사였습니다. 이들 나라의 병졸(兵卒)들은 하나같이 오늘의 「초일류 체격자」에 뒤지지 않는 강인성을 지니고 있었습니다. 의류와 식량 외에, 오늘날의 짐꾼이 휘청거릴 정도의 무거운 쇠붙이를 거닐고 며칠이고 행군했습니다.

이들 병졸의 식사는 하루의 일과를 끝내고 나서야 들었습니다. 식사 후에는 일의 능률이 떨어지기 때문입니다. 일본에서도 하루 세끼의 식사를 취하기 시작한 것은 14세기 경부터라고 합니다.

생체는 오전 중에 배설 작용을 가장 왕성하게 이루도록 꾸며져 있습니다. 잠자고 있는 동안에 간장에 축적된 에너지를 배설작용에 충당함으로써 체내에 쌓인 노폐물을 배출합니다.

이 작용은 몸을 정화하는 동시에 유해물질을 제거하는 자연과정인데, 이 작업이 원활히 계속되는 한, 우리는 결코 비만해지지 않을 뿐더러, 어깨 결림·두통·요통·신경통·변비·빈혈·여드름·거친 살결·각종 알레르기[21]에 결코 시달리지 않습니다.

조반을 먹는다는 것은 그 시간대에 가장 활발하게 작

---

21) 화분증·습진·아토피성 피부염·천식 등.

용하도록 짜여진 배설작용 에너지를 빼앗는 결과가 됩니다. 왜냐하면, 체내에 먹거리가 들어오면 몸은 그것을 소화하기 위해 최우선적으로 움직이기 때문입니다. 가령, 이것을 소화하지 않는다면, 위(胃) 속의 먹거리는 체온 37℃의 소화기관 안에서 부패·발효하면서 아주 유해한 물질을 만들어 냅니다.

당신이 **날씬하고 균형 잡힌 건강한 몸을 원한다면**, 노폐물 제거용 및 생체 정화용의 소중한 에너지가 조반을 소화시키기 위한 에너지로 전용(轉用)되지 않도록 생활 양식을 바꾸십시오.

뱃속이나 엉덩이 부근의 불필요한 물질이 바로 배설되지 못하고 있는 유해한 노폐물입니다. 보통 하루 한 번의 배변을 보는 사람일지라도 장내(腸內)에 4~5 Kg의 숙변을 지니고 있게 마련이며. 이것은 대장의 70 %를 차지하는 분량입니다.

오전 중, 정오까지의 에너지 대부분을 집중적으로 노폐물 배설과 생체 정화용에 충당시킨다면 유해 노폐물을 체내에 쌓아두는 일이 사라집니다. 배변이 하루에 2~3번 있게 되며, 이에 따라서 숙변이 제거되면서 신체상의 각종 트러블이 사라집니다.

그 뿐 아니라. 고령화에 따르는 질병이라고 여기고 있는 고혈압·혈당치·콜레스테롤치·중성지방치·요산치(尿酸値)·간 기능 등의 이상(異常)과 관절 류머티스·암·심장병·뇌졸중 등의 소위 난치병이라고 하는 증상마저 피할 수가 있습니다.

조반을 안 먹는 사람이 경험하고 있듯이, 아침에 아무 것도 안 먹고도 점심때까지 너끈히 견뎌 낼 수 있는 이유는 대체 무엇일까요?

그 이유는, 이미 설명한 바의 「생체의 사이클」에 관해서 다시 검토해 본다면 수긍이 갈 것입니다. 인간의 생체는 정오까지의 시간대에 「배설」을 요구하고 있습니다. 결코 식사를 요구하고 있지는 않습니다.

조반 없이, 점심시간을 넘기면 점차 생체적 불쾌감을 느끼게 되는 이유 역시 같습니다. 생체는 이 때에 「소화와 섭취의 시간대」에 이미 들어가 있어서, 먹거리를 받아들일 준비 태세가 되어 있기 때문입니다.

「조반을 든든히 먹읍시다!」라는 구호 아래 전통적 식습관에 따르는 맹목적 습관, 이것이야 말로 「배설 시간대」를 침범함으로써 비만을 증가시키는 과학적 원인이요, 원흉입니다.

배를 두들길 정도로 조반을 들고, 다시 배불리 점심을 들고, 저녁에는 저녁대로 푸짐한 식사를 한다면, 배설 시간에 비해서 먹는 시간이 더 길게 됩니다. 이러한 상황에서는 어떠한 비법(秘法)과 「살 빠진다」는 흉악한 약물을 쓴들 도저히 비만을 극복할 수 없습니다.

「생체의 사이클」을 염두에 두고 식생활을 한다면, 우리 인간이야 말로 자연계의 한 생물임을 재인식하게 될 것이며, 나아가서는 자연의 리듬에 경탄할 것입니다. 유해한 노폐물 및 독소를 배설하는 힘, 이것이 바로 자연이 부여해 준 인간 본래의 기능입니다.

자연의 리듬이라고 할, 이러한「천부(天賦)의 생체 리듬」에 따르는 생활습관을 지켜 간다면, 이내 체중이 줄기 시작하고, 각종 증세로 시달려 오던 고민이 사라짐으로써 인간 본래의 모습으로 살아가는 즐거움을 만끽할 것입니다.

아침의 배설작용을 방해하지 않고도, 무엇인가 먹고 싶은 욕망을 충족시킬 이상적 먹거리가 있습니다. 그것은 다름 아닌 과일입니다. 과일을 소화하는 데는 에너지가 전혀 필요치 않습니다.

나는 12년 간에 걸쳐서 아침에는 과일 밖에는 안 먹습니다. 그러기 전의 40년 간은 (아주 어린 시절을 제외하고) 밥과 된장국, 건어 구이와 김, 또는 빵과 달걀, 우유에다가 커피, 과일로 된 조반을 먹어 왔는데, 그것에 비한다면 지금의「과일 조반」이 훨씬 건강에 좋을 뿐 아니라, 맑은 정신으로 오전 일을 정력적으로 처리하고 있습니다.

배설 작용의 시간대를 방해하지 않으므로 몸은 항상 가볍고 배에는 군살 한 점 없습니다.

이것은 **전통적 조반을 안 먹는 덕분입니다.**

제 3 원칙

「어떻게」 먹을 것인가?
먹거리에는 올바른 궁합 원칙이 있다

> 심장병 · 뇌졸중 · 당뇨병 · 관절염 · 골다공증을
> 비롯한 거의 대부분의 난치병의 원흉은 균형 잡힌
> 식사라고 생각된다.
>
> — J. 맥도갈 (의학박사)

가. 「균형 잡힌 식사」가 질병의 원흉이다

올바른 식생활로 건강을 지키기 위해서는 「균형 잡힌 식사를 해야 한다」라고 우리는 가르침을 받아 왔습니다. 그러나, 이것이 소화기관에 혼란을 주면서 비만을 조장하고 질병을 야기하는 길입니다.

균형 있게 먹는다는 것은 결국 과식(過食)의 원인이 될 뿐, 실제적으로는 결코 날씬한 건강체가 될 수 없습니다. 그것이 사실이라는 것은 오늘의 미국인들의 건강이 이것을 증명하고 있습니다. 미국에서는 3명의 성인 중, 2명이 과체중(過體重)이거나 비만이며, 4명 중의 3명이 심장병 아니면 암으로 죽어가고 있습니다.

이 숫자는 1956년 이래, 미국정부가 열을 올려서 지도해 온「4대 기초 식품군(群)」에 추종해서 미국인이 소위「균형 있는 식사」를 해온 결과입니다.

센트 헬레나 병원 헬스센터22)의 J. 맥도갈 박사는 이렇게 단언하고 있습니다.

'이러한 질병의 주원인은 미국정부가 정한
「균형 잡힌 식사 지침」에 따르고 있기 때문이다.'

표6.의 질병을 검토해 보십시오.

이 비참한 건강상태를 개선하고자 1992년에 공표한 것이「푸드 피라미드 (Food Pyramid)」입니다 (그림1).

---

22) 캘포니아 주의 나파에 소재.

그림1. 푸드 피라미드

1992년 미국농무성과 보건사회복지부가 발표.

저변에 가까울수록(용적이 클수록) 섭취량을 늘리라고 지침하고 있다. 「4대 기초 식품군」에 비해서 상당히 개선되기는 했으나, 그래도 시대에 뒤진 식품사고(食品思考)이다.

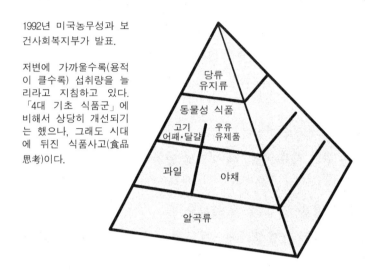

표6. 「균형 잡힌 식사」가 일으키는 질병

조직계통의 질병	심장발작 · 관절염 · 동맥경화 · 당뇨병 · 알레르기 · 통풍 · 호르몬의 불균형 · 고혈압 · 신부전 · 신석다발성 경화증 · 비만 · 골다공증 · 뇌졸중.
소화기계통의 장애	맹장염 · 대장염 · 변비 · 설사 · 게실담석 · 위염 · 치열공 · 헤르니어 · 소화불량 · 흡수불량 · 폴리브 · 궤양.
암	전립선 · 유방 · 대장 · 림프종 · 신장 · 췌장 · 고환 · 자궁

Dr. McDougall's 「To Your Health」에서

여기에서는 이제까지 가장 중요한 식품군(群)으로 지목되어 온, 동물성 식품23)이 알곡이나 과일과 야채보다 그 중요성이 낮게 규정되어 있습니다. 동물성 식품에는 지방과 콜레스테롤이 많은 탓에 그것이 심장병이나 뇌졸중 또는 모종(某種) 암의 주인(主因)임이 밝혀졌기 때문입니다.

정부나 건강관련법 기관에서는, 이「푸드 피라미드」에 따라서 알곡·야채·과일 등의 식물성 식품이 식사의 2/3를 차지하도록 지도하고 있지만, 지금 와서는 이것마저도 시대에 뒤진 방법이 되었습니다.

「푸드 피라미드」에 따라서 먹더라도 비만을 막을 수가 없는데, 그 이유는 완전히 소화되지 않은 먹거리로 인해서 생체가 오염되기 때문입니다. 최고의 건강을 지키기 위해서는 앞으로 설명할「제 3 원칙— 먹거리의 올바른 궁합 맞추기」에 따라서 소화의 화학작용에 적합한「궁합 맞추기」로 식단을 꾸며야 합니다.

나. 소화작용은 마라톤에 버금가는 중노동이다

영양사들은 주식인 밥(빵 또는 우동), 주채(主菜, 고기·생선·달걀), 부채(副菜, 야채·감자 류)를 고루 섭취해야 건강이 유지된다고 가르칩니다. 그러나 이렇게 각기 성질이

---

23) 고기, 생선, 유제품, 달걀 등.

다른 먹거리를 동시에 섭취한다는 것은 시각(視覺)이나 후각·미각을 지나치게 자극하므로 자연히 과식하게 됨으로써 비만과 소화에 문제가 생길 뿐, 아무 소득이 없습니다.

「배불리 먹으면 몸에 나쁘다」라고 우리는 어렸을 때부터 들어 왔지만, 그 말을 소중히 여기지는 않았습니다. 약 3,800년 전의 이집트 피라미드 각인(刻印)에는 「사람은 먹은 것의 1/4 영양으로 너끈히 살아 갈 수 있다. 나머지 3/4은 의사를 위한 것이다」24) 라고 기재되어 있습니다. 이때부터 이미 영양과다를 훈계(訓戒)하고 있습니다.

어떠한 동물이든 섭취 칼로리량을 30% 줄인다면 그 수명은 50% 연장되며, 노화를 동반하는 질병25) 역시 격감시킬 수 있다는 사실이 실험 결과 증명되었습니다.

많이 먹으면 많이 먹을 수록 다량의 칼로리를 연소해야 하므로 자연히 그 대사의 부산물인 활성산소를 대량 생성(生成)케 함으로써 세포의 노화를 촉진하거나 암세포의 형성을 조장하게 됩니다.

나아가서, 소화작용에는 막대한 에너지가 필요하므로, 배불리 먹은 후에는 잠이 오거나 눕고 싶은 것은 이 때문입니다. 이것은 「소화를 하려면 막대한 에너지가 필

---

24) 「필요 이상의 먹거리를 섭취하면 병이 생기고, 의사를 찾아가야 한다」라는 뜻.
25) 심장·신장·관절 질병 등.

요하니, 다른 일을 말고 잠시 쉬어 주시오」라는 생체의 신호입니다.

평균적으로 보아서, 실제로 소화에 필요한 에너지는 마라톤의 풀코스에 소비되는 에너지량(약 1,600 Kcal.)에 해당합니다. 15분 정도 걸리는 가까운 지하철역에 가는데 걷기가 싫거나 힘들어서 버스나 택시를 이용하는 사람은, 자기한테 그러한 에너지가 잠재(潛在)해 있다고는 믿지 않겠지만, 균형 잡힌 식사에 소비되는 에너지가 워낙 대량이므로 상대적으로 몸에 남은 에너지의 분량이 줄게 됩니다. 이렇게 되면, 예컨대 배설 등의 작업이 충분히 이루어지지 않습니다.

생체에서 가장 많은 에너지를 써야 할 부분은 체내에 쌓인 유독 노폐물의 배제입니다. 이에 생체 리듬을 맞추려면, 적게 먹음으로써 섭취한 먹거리가 체내에서 장시간 머물지 않도록 현명한 식단으로 에너지를 절약하는 일입니다.

다. 소화의 메커니즘을 알아야…

혓바닥이 즐기는 맛있는 음식을 싫컷 먹고서는 위(胃)가 거북하다고 약을 먹는다— 이러한 어리석은 행동을 예사로 계속하고 있는 사람이 의외로 많습니다.

일본에는 560여 종의 위장약이 있으며, 그 소비량은 세계 제1입니다.「균형 있게 먹어야 한다」라는 시대착

오적인 영양학 때문에 사람들은 소화기관이 처리할 수 있는 한계 이상 가는 분량의 음식을 먹고 소화불량에 시달리고 있습니다.

자연계의 야생 동물은 어느 것이나 모두 한가지를 먹고 있을 뿐, 다섯 가지 일곱 가지의 요리가 나오는 풀코스(full course)를 먹는 동물은 하나도 없습니다. 지구상의 생물로서 먹거리를 복잡하게 꾸미고 있는 것은 오로지 인간뿐입니다.

잘 알다시피, 자연계의 동물이 먹는 사료란 대개 한 가지입니다. 그들은 인간처럼 소화불량도 없고 영양 실조에 걸리지도 않으면서, 인간 보다 훨씬 건강하고 활기차게 살다가 조용히 갑니다.

인간이 소화불량으로 위장약을 밥먹듯이 하고 있는 이유는, 먹은 것은 몽땅 영양화 한다고 생각하는「무식(無識)」탓인데, 각기 성질이 다른 음식을 배를 두들겨 가면서 먹음으로써 소화기관을 마치 부엌의 쓰레기통 같은 꼴로 만들고 있는 탓입니다.

우리의 소화기관은 매우 복잡하고 섬세한 화학공장입니다. 먹거리가 들어가면, 그것에 맞는 소화효소가 가장 적절한 시간에 분비되고, 먹거리에 포함된 영양분을 생체가 활용할 수 있는 상태로 분해합니다.

그러나, 생체가 이러한 과정을 완전하게 수행하려면「어떤 일정한 조건」이 갖추어져야 합니다. 그것이 바로「먹거리의 궁합」입니다. 먹거리의 궁합이 맞지 않으면 제대로 소화가 안 됩니다. 제대로 소화되지 않은 먹거리는 아무 소용이 없을 뿐만 아니라, 불필요한 체중과 노폐물만 증가시켜 갑니다.

위 속의 먹거리가 소화될 때 단백질26)의 소화에는 그 성질상 산성의 소화 효소가, 탄수화물27)에는 알칼리성 소화 효소가 필요합니다.

극히 일반적인 식단인「고기나 생선에 밥」이라든지, 「소고기 덮밥, 초밥」이라든지, 「달걀과 우유에 빵」같은 식단으로 먹을 경우, 단백질과 탄수화물은 각기 소화과정의 화학 프로세스가 다르므로 소화 시간이 오래 걸리면서 대량의 에너지가 소비됩니다.

그뿐만 아니라, 소화가 제대로 안 되므로 생체가 영양으로서 이용할 수 없는 유해 노폐물이 대량으로 생기면서 생체 속이 오염되어 독혈증이 되어 갑니다.

37℃의 소화기관 속에 들어간 고기 등의 단백질은 완전히 소화되기 전에 부패해서 요소(尿素)·요산(尿酸)암모니아·황화수소·인돌·스카톨·메르카프탄·프린체 등의 독성 강한 유해 물질을 형성하게 됩니다. 이와 꼭 같이, 소화되지 않은 탄수화물은 발효를 거쳐서 알코올과 이산화(二酸化)탄소·초산(醋酸)·유산·프토마인·로코마인 등의 유독 물질을 만들어 냅니다.

독자의 방귀나 대변의 냄새가 고약하다면 당신의 소

---

26) 고기, 생선, 달걀, 유제품, 열매, 씨앗 등.
27) 밥, 빵, 파스타, 면류, 조리한 감자류.

화기관 내부의 음식이 부패한 증거입니다. 앞으로 소개할「올바른 음식 궁합에 의한 먹거리」로 식사를 한다면 이러한 수치스러운 고뇌에서 완전히 벗어날 수 있습니다.

특히, 동물성 단백질 식품과 녹말 식품28)을 동시에 먹으면 효율적 소화가 안 됩니다. 생선회와 밥, 고기와 감자, 닭고기와 면류, 초밥과 장어구이, 달걀과 토스트, 치즈와 빵, 우유와 시리얼 등 우리가 이상적이라고 어울려 먹는 이러한 먹거리의 엮음은 모두 단백질과 녹말(탄수화물)에 의한 것입니다.

항상 이러한 엮음으로 식사를 하는 사람은 식후에는 대개 썩는 냄새의 방귀와 대변, 배의 팽만감·위산과다·위장의 답답함·트림이 빈번합니다. 식사한지 6~7시간이 지났는 데도 위가 무겁고 거북함을 느낀다면, 이것이 바로 위 속의 먹거리가 깨끗이 소화되지 않고 있다는 신호입니다.

보통, 먹거리가 소장에 넘겨지기까지 약 3시간 위(胃)에 머물러 있습니다. 그러나, 동물성 식품과 녹말 식품 등의 응축식품29) 끼리를 엮어 먹는 식사는 최저 8시간, 경우에 따라서는 72시간이나 위 속에 정체합니다. 특히, 고기나 생선, 달걀 등은 이것을 먹은 후, 3일~4일 간이나 소화기관에 머물러 있는 경우가 있는데, 영양으로

---

28) 알곡류, 감자류 등의 탄수화물.
29) 밥, 빵, 고기, 생선, 달걀, 유제품 등.

쓰이지 않는 폐기물이 대변으로 배설되기까지 5일～7일이 걸리기도 합니다.

「균형 있게 짜여진 건강 식단」을 오늘 먹은 사람의 대변이 1주일 후에나 배설된다는 사실을 알고 계십니까? 「균형 있게 짜여진 식단」을 상식(常食)하고 있는 사람의 경우, 영양으로 쓰여지지 않는 폐기물은 장장 8시간～12시간이 지나서야 배변됩니다. 유해물질을 장시간 소화기관에 유치하고 있으면 대장암의 원인으로 작용합니다.

라. 이렇게 궁합을 맞춰서 먹어야…

먹거리의 「올바른 엮음의 원칙」이란 아래와 같이 아주 간단합니다.

◎ 응축식품(밥, 빵, 고기, 생선, 달걀, 유제품 등)을 동시에 2종류 이상 먹지 말 것.
◎ 고기나 생선은 반드시 야채와 같이 먹을 것. 밥이나 빵 역시 야채와 더불어 먹을 것.

이상의 원칙은 일반적인 먹거리 엮음보다도 효율적으로 소화되는 사실에서 정한 것인데, 특히 이렇게 먹으면 생체의 에너지를 합리적으로 활용할 수 있습니다.

이 원칙에 따라서 실행한다면 누구나 놀라운 효과에 감탄할 것입니다. 매 식후 소화제 신세를 지는 사람이 이것을 충실히 실행하면 소화제에서 해방됩니다.

아마, 먹거리의 엮음을 멋대로 해서 먹고도 당장은 별탈 없는 사람이 없지 않을 것입니다. 이러한 사람도 1주일 정도를 이 원칙에 따른 식생활을 한다면 생체의 여러 가지 좋은 반응(反應)이 나타남을 느끼게 됩니다. 더구나, 무기력감·종기·알레르기·감기·요통·불면증 등으로 고민 중인 사람이라면 자기도 모르는 사이에 평소의 증상이 사라졌음을 직감하리라 믿습니다.

더구나, 머리가 깨끗해지면서 집중력이 향상되는 등, 스스로의 몸의 변화를 느낌으로써 그 효과를 알게 되므로, 얼마나 「각종 먹거리의 상호 궁합」이 중요한가를 인식하리라 믿습니다. 이 사실은 각자가 직접 경험하지 않고서는 모릅니다.

또한, 두부와 청국장 등 콩과(科)의 식물성 단백질 식품은 동물성 단백질 식품보다 단백질 함유량이 적을 뿐만 아니라, 밥이나 빵과의 궁합이 매우 좋습니다. 미국의 수퍼마켓의 냉동식품 매장에는 대두나 구루텐으로 만든 베이지버거나 핫도그가 있고, 이것들은 패스트 푸드 식당에도 있어, 크게 일반화되었습니다.

고기나 생선을 먹을 경우에는 탄수화물(밥, 빵, 감자, 파스타 등)을 먹지 말아야 합니다. 고기나 생선은 반드시 생야채나 조리한 야채를 곁들여서 먹어야 합니다. 녹말류 식품을 먹을 경우 또한 같습니다.

먹고 싶은 음식을 안 먹을 수는 없습니다. 먹고자 하

는 먹거리를 일시에 몽땅 먹지 않도록 하는 것만으로
충분합니다.

1주일 간 만이라도 이러한 방법으로 먹고 몸의 컨디
션을 살펴보십시오, 그리고, 다음 1주일은 예전 식의 식
사를 하십시오. 그러면 반드시 차이를 알 수 있습니다.
자기의 생체에 나타난 큰 변화를 발견할 것입니다. 단
한번이라도 소화에 부담이 안 가는 식사법을 경험한다
면, 이것에 홀딱 반해서 종래의 식사법을 결연히 버릴
것입니다.

이렇게 하면서, 가령 장어덮밥이나 돈가츠덮밥을 먹
고 싶을 경우에는 두 번에 나누어 먹도록 하십시오. 가
령, 장어구이는 진녹색 야채 샐러드에 얹어서 장어 샐
러드를 만듭니다. 돈가츠나 튀김, 고기 감자 역시 돈가
츠 샐러드, 또는 튀김 샐러드, 쇠고기 샐러드로 즐기십
시오.

이 방법은 현재 미국에서 유행 중인「그릴드 치킨 샐
러드」나 「스테이크 샐러드」,「씨 푸드 샐러드」와
같은 방법입니다. 이 과정의 「장어 맛장」이나「가츠
덮밥」등의 양파 또는 그린 피스로 만든 국물, 고기 감
자의 감자와 그것을 끓인 국물은 다음 식사 때 밥에 얹
어 먹는데, 그 때에도 푸른 야채 샐러드를 듬뿍 먹도록
하십시오.

마. 샐러드는 엄청나게 효소를…

그런데, 샐러드라면 감자 샐러드나 마카로니 샐러드만이 전부인 줄 알고 있는 사람은 아직 진짜로 샐러드를 알고 있지 못합니다. 샐러드란 본래, 생으로 먹는 푸른 야채와 허브를 곁들인 먹거리를 가리킵니다,

샐러드는 끼니마다 큰 접시에 가득히 담아서 먹도록 하십시오. 일본의 일반 식당에서 내는 샐러드란, 얇은 상추 하나 둘에다가 물외 한 두 조각, 토마토 한 조각인 형식적 샐러드인데, 이것으로는 샐러드를 먹었다고 할 수 없습니다.

샐러드는 진한 녹색 상추를 듬뿍 담고, 그 위에 색색의 피망과 당근을 썰어 얹고, 다시 날호박과 양배추에다가 셀러리나 물오이를 썰어 얹고, 여기에 즈키니라든지, 스캇슈 등 외에도 먹고 싶은 야채를 생으로 큰 접시에 얹어서 만드는 것이 진짜 샐러드입니다.

일본에서 샐러드라면, 둥근 레타스가 주류인데, 이것에는 거의 영양이 없습니다. 로메인 레타스 아니면 리프 레타스 또는 프리츠 레타스 등의 진한 녹색 야채를 재료로 해야 합니다. 생쑥갓을 첨가하면 그 향기는 그만입니다. 진한 녹색 야채에는 암·심장병·뇌졸중 등의 위험한 질병을 격퇴하는 「파이토 케미컬」이 풍부하다는 사실을 명심하십시오.

생선회 역시 샐러드 위에 얹어서 「씨 푸드 샐러드」

로 먹습니다. 드레싱은 겨자간장이나 생강간장 등이 좋습니다. 그러나, 초밥이 기어코 먹고 싶은 사람은 어쩌다가 한 두 번 먹도록 하십시오. 늘 먹는다는 것과 어쩌다 먹는다는 것은 소화기관에 주는 부담이 확연히 다릅니다. 모든 먹거리의 「날것」에는 효소가 풍부합니다. 고기와 생선 역시 「날것」에는 그것을 소화하는데 필요한 효소가 포함되어 있습니다.

따라서, 생선을 굽거나 조리기 보다는 신선한 것을 회나 초밥으로 먹는 것이 훨씬 몸에 좋습니다. 그렇게 하면, 체내의 귀중한 효소가 절약될 뿐만 아니라, 소화기관에도 부담을 주지 않습니다. 다만, 신선한 고기를 입수하기가 매우 어렵습니다. 죽은 고기에는 유해 세균30)의 번식이 우려되므로 생식(生食)을 권할 수 없습니다.

바. 과일을 올바르게 먹는 법

대부분의 사람이 「과일을 올바르게 먹는 방법」에 깜깜합니다. 과일을 잘 못 먹고 있기 때문에 거기에 포함되어 있는 놀라운 혜택을 받기는 커녕, 소화기관에 혼란을 주어, 불쾌한 증세에 시달리게 되면, 그것을 과일 탓으로 돌리곤 합니다. 이미 설명했듯이, 사람이란 과식(果食)동물이므로, 과일을 제대로 섭취한다면 다른 어떠

---

30) 　O-157 균, 캄피로 박타 균, 살모네라 균 등.

한 것에 비교가 안 될 정도로 큰 은혜를 받습니다.

과일을 올바르게 먹는 방법은 앞에서 설명한「올바른 음식 궁합의 원칙」과 밀접한 관계가 있습니다. 과일을 소화하는 데는 과일을 가장 효율적으로 이용할 수 있는 몸의 컨디션이 전제되어야 합니다.

「제2원칙」에서도 설명했듯이, 위 속에 들어온 먹거리를 소화하려면 약 3시간의 체류시간이 소요되는데, 예외가 하나 있습니다. 그것은「과일」입니다. 오로지 과일만이 위에서 소화될 필요가 없는 먹거리입니다.

설탕이나 녹말 식품 등은 소화효소 작용으로 분해된 후에 몸이 그것을 흡수할 수 있는 당(포도당)이 되어야 생체의 에너지원(源)으로 활용됩니다. 그런데, 과일에는 독자적인 소화효소가 있고, 특히 완숙한 상태의 과일은 이미 미리 소화된 상태로 있으므로 체내에 들어가자마자 포도당이 됩니다.

그러므로, 과일은 위 속에서 약 20분 정도 밖에 머물러 있지 않습니다. 즉, 그것의 소화(消化)와 동화(同化)에 필요한 에너지 소모는 아주 소량입니다. 그러면서도 과일의 영양은 장(腸)에서 재빨리 흡수되어 그 에너지를 몸이 쉽게 활용할 수 있으니, 이러한 이상적인 먹거리가 어디 있습니까?

건강 면에서만이 아니라, 체중을 빼는 수단으로서도 과일은 아주 뛰어난 먹거리입니다.「플레밍햄 심장병 연구」31) 의 지도자이자 하버드 대학의 의과대학 교수

인 W. 카스테리 박사는 과일의 효용에 관해서 아래와
같이 단언합니다.

　'과일에 포함되어 있는 놀라운 물질은 심장병이라든가 심
　장 발작을 일으킬 위험을 감소시킨다. 그 물질은 혈액의 농
　도가 진해져서 동맥을 막는 장해를 방지해 준다.'

이와 같이, 과일은 몸의 조직 정화에 크게 공헌하는
놀라운 먹거리입니다. 이러한 과일의 효능을 더욱 극대
화할 방법으로서 아래의 규정을 지키십시오.

(1) 신선하고 익은 과일을 드시오
　과일을 먹을 때에는 우선, 그것이 신선하며 잘 익었
는지를 살펴야 합니다.
　과일 주스이거나, 생과일이거나 간에 그 「신선도」가
아주 중요합니다. 깡통과일이나 찐 과일, 또는 살균한
농축환원(濃縮還元)주스 등은 우리 몸에 아무 소용이 없
습니다. 이것들은 위 속에서 발효하여 초산(醋酸)과 알
코올로 변하므로 몸에 부담을 줄뿐입니다.
　신선한 과일이나 갓 짜낸 과일 주스는 몸의 독성을
훑어내는데 큰 역할을 하므로, 같은 과일일지라도 신선
도에 의한 차이는 큽니다. 또한, 과일 주스를 마실 때에
는 꿀떡꿀떡 마시지 말고 입안에서 가지고 놀다시피 하

---

31) 1949년 이래 현재까지 계속되고 있는 세계 최장(最長)의 심장병 연
　　구.

면서 타액이 충분히 섞여지도록 해야 합니다. 섬유가 전혀 없는 주스를 단숨에 마시면, 주스의 과당(果糖)이 급격하게 혈액에 흡수됨으로써 혈당치를 혼란에 빠트립니다. 액체를 단숨에 마시는 습관이 붙은 사람은 과일 주스를 같은 분량의 물에 타서 마시기를 권합니다.

(2) 배고플 때 과일을 드시오

흔히, 과일은 식후에 먹는 것으로 잘못 알고들 있습니다. 과일은 위 속을 되도록 빨리 통과하도록「위 속이 비었을 때」에 먹어야 합니다.「먹거리의 상호 궁합 맞추기」이론으로 유명한 H. M. 쉘튼 박사 역시, 과일에 숨겨진 진가(眞價)를 실감하려면,「위가 비었을 때 먹어야 한다」면서 공복 시에 과일을 섭취할 것을 강조합니다.

과일을 다른 음식과 같이 먹거나, 식후의 디저트로서 먹는다면, 아무 효과를 얻지 못합니다.「디저트로 과일을 먹는다」는 습관이야 말로「과일을 먹으면 비대해진다」,「과일은 산(酸)을 만든다」,「과일은 칼로리가 높다」,「과일은 당뇨병에 나쁘다」등등의 오해를 초래하는 악습(惡習)입니다.

소화에 시간이 걸리는 음식과 더불어서 과일을 먹으면, 과일은 위 속에서 정류(停留)하는데, 이렇게 되면 과일의 당분은 순식간에 발효하면서 다른 음식물의 소화까지 방해하게 됩니다.

「수박에 기름튀김은 나쁘다」라는 근거가 바로 여기에 있습니다. 기름튀김은 소화에 가장 오랜 시간이 걸리는 음식물 중의 하나인데, 이것이 소화되기 전에 수박은 발효하기 시작합니다. 이러한 잘못된 먹거리의 엮음으로 식사를 하면, 몸에 좋은 효과를 줄 과일이 도리어 악영향을 미치게 됩니다.

과일 이외의 음식을 먹었을 경우에는, 적어도 3시간 후에 과일을 먹도록 해야 합니다. 고기나 생선은 소화 시간이 매우 길므로 4시간을 보아야 합니다. 이것은 올바른 음식 엮음으로 식사를 했을 때의 이야기이고, 그렇지 못한 식사를 한 경우의 음식물은 최저 8시간이나 위 속에 정류해 있게 됩니다. 그러므로 이 시간 내에는 어떠한 과일이나 과일 주스도 삼가야 합니다.

신선하고 성숙한 과일을 위 속이 빈 시간에 단체(單體)로 먹으면, 과일이나 과일 주스는 더할 나위 없이 우수한 효과를 나타냅니다.

위 속이 비어 있을 때라면 아무리 많은 과일을 먹어도 지장이 없습니다.

즉, 신선한 과일이나 과일 주스야 말로 몸에 부담 없이 넉넉한 에너지를 공급하는 최상의 조반(朝飯)입니다.

과일을 먹은 후에 다른 음식을 먹고자 할 경우에는 적어도 30분은 기다렸다가 자십시오. 이렇게 하면 위에 부담없이 음식물을 소화·흡수하게 되므로 생체의 대사 균형(代謝均衡)이 이상적으로 유지됩니다.

먹거리를「옳게 먹는 방법」을 몸에 익히면 인체의 아름다움과 건강, 에너지, 정상 체중, 장수, 행복에 직결되는「자연계의 신비」와 절묘한 조화를 이루게 됩니다.

표7. 일반 음식물을 먹은 뒤 과일을 먹고자 할 경우의 대기시간(待機時間)

샐러드 또는 생야채를 먹은 경우	2시간 후에…
고기나 생선이 포함되지 않은 식품을 「옳은 엮음」으로 먹은 경우	3시간 후에…
고기나 생선이 포함된 식품을 「옳은 엮음」으로 먹은 경우	4시간 후에…
다양한 식품을 부적절한 엮음으로 먹은 경우	8시간 후에…

질병 없는 식생활의 3대 원칙

제 1 원칙	「생명의 물」이 풍부히 포함된 먹거리를 먹을 것.
제 2 원칙	「먹기에 적합한 시간대」에 먹을 것.
제 3 원칙	「각 음식물이 옳게 엮어진 식단」에 따라서 먹을 것.

제 4 장

상식을 뒤엎는 『초건강 혁명 10원리』

잘못된 식사법으로 식사를 하고 있다면 어떠한 의사라도 못 고친다.

그러나, 옳은 원칙에 따른 식사를 하고 있다면 의사는 필요 없다.

― V. G. 롯시니 (의학박사)

제1원리 「균형 잡힌 식사」를 하지 말 것

이것이 만병의 원흉이다!

● 규칙만 지킨다면 먹고 싶은 대로 먹어라

우리 생체의 활동 중에서 먹거리의 소화만큼 에너지가 소모되는 활동이 없다는 점에 관해서는 이미 설명한 바 있습니다.

「음식물의 올바른 궁합」에 따르지 않고 있는 재래 방식의 식사를 맹목적으로 하는 사람은 하루에 필요한 총에너지의 60~70%를 소화 작용에 충당하고 있습니다. 겨우 30~40%의 나머지 에너지로 다른 활동[32]을

---

32) 심장운동, 폐기능, 일, 공부, 운동, 오락 등.

해야 합니다.

이렇게 되면, 몸에는 에너지 위기가 생김으로써 배설이 늦어지거나 피로감·체력 저하·허약감이 생기게 됩니다. 식사로 에너지를 낭비하지 않으려면 「먹거리의 올바른 엮음」에 따르는 식사 규칙이 절내 필요합니다.

다만, 처음으로 이 규칙에 따르는 사람은 매우 귀찮음을 느낄 것입니다. 그래서 유용한 것이 다음의 표8입니다. 이 표에는 소화 과정에서 에너지를 낭비하지 않도록 순서를 세웠으므로, 이것에 기준한다면 24시간 주기(周期)의 「생체 사이클」과도 일치되는 식사를 할 수 있습니다.

표8. 모델 식단

조 반	신선하고 익은 과일이나 과일 주스로…
간 식	과일 또는 신선한 야채 주스나 샐러드
점 심	생열매나 씨앗과 샐러드, 또는 찐 야채와 샐러드, 또는 알곡, 빵, 감자류, 콩류 한 가지에다가 샐러드와 찐 야채나 야채 나물
저 녁	고기류, 어패류, 달걀, 유제품 중의 한 가지와 대량 샐러드

조반으로 먹어야 할 것, 먹어도 좋은 것은 「신선한 과일과 과일 주스」입니다. 이것은 먹고 싶은 대로 실컷 먹어도 좋습니다.

이 식사 프로그램을 시작하면서 나는 큼직한 사과 하나를 먹은 후에 3~4개의 바나나를 먹었습니다.

소화기관이 노폐물로 가득 차 있으면 영양 흡수가 불량하므로 많은 먹거리를 요구하게 됩니다. 소화기관이 완전하게 정화되고 흡수력이 높아진 현재의 나는 사과를 먹은 후에 바나나 한 개면 충분합니다. 점심때까지 공복감이 없습니다. 과일을 먹은 후에, 공복감을 느끼게 되면 다시 과일을 먹거나 신선한 야채 주스나 샐러드를 먹습니다.

점심에는 나무 열매나 씨앗류[33], 또는 아보카도를 샐러드와 더불어 먹거나, 또는 찐 야채[34]와 샐러드, 또는 밥이나 빵류, 면류, 감자류, 콩류[35] 중의 어느 한 가지를 샐러드와 곁들여서 먹습니다.

콩류를 알곡과 곁들여서 먹기도 합니다. 밥 또는 빵의 반찬으로 콩이나 야채가 듬뿍 든 수프나 된장국, 또는 청국이나 두부에 야채 나물을 곁들이기도 합니다. 청국이나 두부에 샌드위치, 청국 샐러드, 검정콩의 샐러

---

33) 아몬드, 호두, 카슈넛츠, 잣, 해바라기 씨, 호박 씨 등의 소금기 없는 생것.
34) 당근, 브록콜리, 카리플라워, 호박, 스캇슈, 즈키니, 아티쵸크, 연근 등.
35) 두부나 청국 등의 콩제품도 좋음.

드를 밥과 더불어 먹는 등, 곁들일 야채요리는 그 가지
수가 무궁합니다.

나는 점심에도 과일36)만 먹거나, 또는 열매류와 샐러
드 등의「날것」을 흔히 먹습니다. 생것을 먹는 편이
소화에 쓰이는 에너지가 훨씬 적으므로 식사 후에 졸음
이 오거나 하는 일이 없어, 그만큼 일에 집중할 수 있
습니다. 가열(加熱) 음식을 먹은 날의 오후에 비하면, 일
의 능률이 놀라울 정도로 높습니다.

저녁은 고기류, 어패류, 달걀, 유제품 중의 어느 한가
지를 샐러드와 같이 취하는데, 이 때에는 소화시간이
긴 것을 택합니다. 왜냐하면, 이러한 동물성 식품을 하
루의 최종식사로 들면, 하루 동안의 활동에서 남은 에
너지를 소화에 집중시킬 수 있기 때문입니다. 아침과
점심에는 동물성 식사를 피하는 것이 현명합니다. 이렇
게 해야 활동 중의 몸에 무리한 부담이 안 갑니다. 그
러나, 나는 철저한 채식주의자이므로 저녁식사에도 알
곡류, 면류, 감자류, 콩류 중의 어느 한가지를 택해서
야채와 더불어 먹습니다.

일주일에 한번은「온 종일 과일만 먹는 날」, 또는
「과일에 샐러드를 곁들이는 날」을 정한다면 보통 날
의 몇 배나 에너지가 높아짐을 느낄 수 있습니다. 왜냐
하면, 소화작용에 투입될 에너지가 몸활동에 전용(轉用)

---

36) 과일에는 반드시 로메인 레타스나 셀로리, 물외 등을 듬뿍 곁들이는
데, 왜냐하면 과일 이상으로 많은 미네랄을 섭취하기 위해서 입니다.

되기 때문입니다. 보통 때에 비해서 몸이 훨씬 가벼워
서 일에 더욱 집중할 수 있습니다. 운동을 많이 해도
피곤하지 않습니다. 풍부한 에너지와 과일·야채에서
공급하는 대량의「살아 있는 물」로 체내의 대청소가
이루어지면서 정화작업에 박차가 가해지기 때문입니다.

　먹은 음식을 소화하는데 드는 에너지를 보관(保管)할
수 있는 이 식사법은 지구의 자원을 쓰지 않는 에너지
절약법이기도 합니다. 몸의 에너지만이 아니라, 가열 조
리에 드는 가스나 전기 등의 자원 에너지, 수돗물, 세
제, 돈과 시간을 절약할 수 있기 때문입니다.「날것」은
깨끗이 씻어서 자르는 일로 족합니다. 설거지 역시 접
시 하나를 치울 뿐입니다. 이렇게 절약된 에너지와 시
간·돈을 다른 일에 돌릴 수 있으므로, 나는 이「초(超)
건강 혁명」을 실천한 이래로 예전 보다 훨씬 풍요로운
인생을 보내고 있습니다.

제2원리　조반은 가볍게 과일만 먹도록

「조반을 꼭 먹어야 한다」는 상식을 믿지 마시오.
--조반은 안 먹는 편이 좋다

●「과일 조반」으로 오전 에너지의 낭비를 막자

제3장에서 설명했듯이, 우리의 몸은 오전 중에 배설을 가장 활발하게 하도록 꾸며져 있습니다. 나는 오전의 「배설시간대」(표5)에 맞도록 생활하고 있으므로, 배설 활동에 에너지가 집중되도록 조반은 에너지가 거의 안 드는 야채·과일만을 먹습니다.

실험방법 여하에 따라서는 조반을 안 먹으면 「에너지가 떨어진다」, 「학습능력이 저하된다」라는 결과가 나타날 수도 있는데, 이것은 그 사람의 몸이 노폐물 배설 작업을 활발하게 하고 있는 증거이며, 정화작용 이외로 돌릴 에너지가 적어진 증거입니다.

몸에 독혈증이 없는 사람은 조반을 걸러도 에너지 위기는 일어나지 않습니다. 조반을 안 먹으면 혈당치가 저하한다는 사람은 대사기능이 제대로 안 되고 있기 때문입니다. 조반을 거르든지, 과일만으로 조반을 때움으로써 몸의 정화가 적극화되면, 자연히 대사기능이 정상화되고 혈당치는 항상 안정됩니다.

일반적으로 조반을 먹어야 기운이 난다고 생각하는 이유는, 먹는 일 그 자체에 자극적 효과가 있기 때문입니다. 식사를 하게 되면 아드레날린(adrenalin)이 높아지면서 몸이 적극태세를 취하게 되므로 곧 기운이 나는 듯이 느낍니다.

다만, 진짜 에너지는 먹은 것을 소화·흡수·이용한 후가 아니면 나타나지 않습니다. 식사 후에는 소화기관의 작업이 따라야 하고, 그것에는 막대한 에너지가 소비됩니다. 소화기관의 화학적·기계적 반응으로 열이 생기므로 식사 후에는 몸이 따뜻해진다고 해석됩니다.

이상과 같은 이유에서 나는 매일 같이 「과일로 조반」을 때우고 있습니다.

제3원리	과일을 매일 듬뿍 먹어라

과당과 설탕은 다른 물질이다
과일로는 비만해지지 않으며, 당뇨병에 걸리지도 않는다

● **천연 과당은 인슐린**(insulin)**이 필요치 않다**

나처럼 대량의 과일을 매일 먹어도 당뇨병에 걸리지는 않습니다. 과일이라면 언필칭「과당」의 폐해가 거론되는데, 이러한 오해가 생기는 이유는 과일의 과당과 하얗게 정제된 설탕을 혼동하고 있기 때문입니다.

과일 속의 천연「과당」과, 공장에서 가열·정제·가공·표백되어 나오는「설탕」을 혼동한다는 것은, 이 양자의 생물학적·화학적·이론적 상이점을 전혀 모르고 있기 때문입니다. 이 두 가지는 전혀 다른 물질임을 깊이 인식하십시오 (제6장 Q. 2 참조).

과일을 먹고 그것이 포도당으로 바뀌어 혈액으로 들어가려면, 설탕에 비해서 많은 시간이 걸리므로, 흰설탕 모양으로 혈액 속에서 당(糖)의 대홍수를 이루면서 혈당치를 급격히 올리지 않습니다. 이것은 과당(果糖)이 과일의 세포조직에 구속되어 있기 때문입니다.

과당의 세포조직은 소화기관에서 규제된 속도로 파괴

되면서, 그것이 서서히 혈액으로 스며들게 되므로 혈당 치는 안정됩니다. 또한, 그것이 인체의 세포로 흡수될 때, 인슐린의 필요가 전혀 없습니다.

또한, 신선한 생과일은 당대사(糖代謝)에 필요한 모든 성분을 지니고 있으므로, 우리의 몸은 이들의 성분과 생화학(生化學) 에너지의 절약이 가능합니다. 이렇게 절 약된 에너지는 생체의 정화 기능이나 면역 기능을 높여 주는 일에 충당됩니다. 신선한 과일을 듬뿍 먹는 사람 모두가 그 몸매가 날씬하고 질병이 없는 이유가 바로 여기에 있습니다.

한편, 설탕은 인체를 대혼란에 빠트립니다. 그것은 내 분비계(內分泌系)를 일시적으로 흥분시키면서 체내의 인 슐린 수준을 부자연스럽게 변동시킵니다. 왜냐하면, 설 탕은 가공 정제되는 과정에서 당대사(糖代謝)에 필요한 성분을 몽땅 상실하였기 때문입니다.

과당과는 달리, 「엠프티 칼로리(빈 칼로리)」로 불리는 생명이 없는 단순 탄수화물 덩어리에 불과한 설탕은 그 구조가 아주 단순하므로 장벽(腸壁)에서 급격히 흡수되 면서 순식간에 혈당치를 올립니다.

그 때문에 대량의 인슐린이 분비되면서 혈당치를 비 정상적으로 내립니다. 이로 인해서 공복감 및 에너지의 저하를 느끼게 되어, 다시 단것을 찾게 되면서 이번에 는 혈당치를 급격히 올리는 악순환을 초래합니다.

이렇게 혈당치의 난고하(亂高下)가 생기면 췌장은 피

로를 느끼면서 인슐린 분비를 충분히 이루어내지 못할 뿐 아니라, 면역기능이 저하됩니다. 그런데, 이렇게 다량의 당이 세포 내에 흡입된 후에도 그것이 당장 소비되지 않으므로 그것이 지방화(脂肪化)하면서 배, 허리와 목덜미, 엉덩이, 팔, 넓적다리 등의 군살로 흉하게 붙어갑니다.

과일은 대자연이 우리에게 먹도록 준 당(糖)입니다. 자연계에 존재하는 천연당(天然糖)은 설탕과는 전혀 달라서 우리 몸이 아무 문제없이 처리할 수 있는 물질이므로, 근거 없이 이것을 경원(敬遠)할 필요는 조금도 없습니다.

참고로 말하는데, 흑설탕·당밀(糖蜜)·꿀·메풀시럽·콘시럽·화학적 처리를 거친 인공(人工) 포도당이나 과당·희게 정제된 알곡 등은 모두 설탕과 꼭 같은 성질을 갖고 있는 물질입니다.

제4원리 골다공증의 원인은 우유이다

낙농 대국일수록 골다공증 발병률이 높다

● 우유 속의 카세인(casein)은 강력한 발암 물질이다

우유 신화(神話)에 넘어가서는 안 됩니다. 우유를 아무리 마셔도 골다공증의 예방은 커녕, 우유를 마시면 마실수록 뼈가 약해집니다. 이와 마찬가지로 치즈를 먹으면 먹을 수록 뼈가 물러지며 골절 위험이 높아집니다. 이 사실은 하버드 대학 의과대학이 78,000명의 여성을 대상으로 12년 간에 걸친 연구 조사로 증명되었을 뿐만 아니라, 권위 있는 다른 연구기관의 연구에서도 꼭 같은 결론이 나왔습니다.

유제품은 뼈 속의 칼슘을 빼내어 오줌으로 배설하는데, 우유업자의 선전은 결코 이러한 사실에 언급하지 않습니다. 사실은 우유·유제품의 섭취량이 많은 나라일수록 골다공증 및 암 발생률이 높습니다. 「골다공증 발증률(發症率) 최악 3대국」은 미국·핀랜드·스웨덴 등의 낙농·유제품업 대국입니다.

세계의 전체 비율에서 보면, 구미 각국을 비롯한 유

제품 대량 소비국 이외의 사람들은 거의 우유를 마시지 않을 뿐만 아니라, 유제품도 별로 먹지 않습니다. 이들 국가에서는 골다공증으로 고생하지 않습니다. 그런데 이들이 우유를 마시면 거의 병에 걸립니다.

우유가 인체에 들어가면 몸에서는 그것을 「이물질(異物質)」의 침입으로 보고 면역세포가 공격합니다. 화분증·천식·아토피성 질병·진마진 등의 알레르기라든가, 비염·관절염·복통·설사 등의 증상은 「이물질」을 배제하고자 하는 싸움이라고 할 수 있습니다.

우유 및 기타의 유제품[37]을 먹지 않는 것만으로도 몸에는 놀라운 기적이 일어납니다. 화분증의 범인은 꽃가루가 아니라 바로 우유나 유제품임을 알게 될 것입니다.

우유야 말로, 각종 알레르기의 원흉(元兇)일 뿐 아니라, 별명 「액체 지방」[38]이라고 불리는 「악한(惡漢) 음료」로서, 이것이 바로 비만·암·림프종(腫)·심장병·뇌경색의 요인으로 작용합니다.

또한, 백혈병·중이염·편도선염·빈혈·소아 당뇨병·유유아(乳幼兒)의 돌연사 증후군·장벽(腸壁) 출혈·산통(疝痛)을 비롯한 각종 질병이 우유 및 유제품이 그 원인이라는 사실이 명확히 증명되었습니다.

우유는 자연이 준 송아지의 완전 건강식품이긴 하지

---

37) 빵·과자 류 외에 유제품으로 만든 가공(加工)식품 등을 포함.
38) 우유의 칼로리 중, 49.6%가 지방임.

만, 인간에게는 아주 해로운 식품이라고 해도 과언이
아닙니다. 가장 강력한 발암성(發癌性) 화학물질인 카제
인(밀크 단백)을 비롯한 몇 백 종의 유해물질39)이 모여
있는 음료라고 할 수 있습니다.

그럼에도 불구하고 사람들은, 거액의 선전비를 투입
해서 시청자를 세뇌하고자 하는 우유 및 유제품 메이커
의 CM이나, 제대로 공부를 안 해서「식(食)」에 관한
인식이 부족한 의사나 영양사 및 국민 건강보다는 생산
자의 비즈니스를 우선하는 정부의 선전을 맹목적으로
믿고「진실」이 무엇인지를 분간하려고 하지 않습니다.

「진실」은, 우유를 마시는 것이야 말로 정말 부자연
한 행위이며, 또한 자연 법칙에 어긋나는 일입니다. 아
래 사항을 새삼 숙고해 보기 바랍니다.

- 지구상에서 종족(種族)이 다른 동물의 젖을 마시
  고 있는 것은 인간뿐이다.
- 지구상에서 삶을 이루고 있는 동물 중에, 평생
  젖을 끊지 못하고 있는 것은 인간뿐이다.

골다공증의 진범(眞犯)은 아래 것들임을 명심하십시
오. 우유 섭취량이 부족해서가 아닙니다.

골다공증의 진범은 지나친 염분 섭취 · 동물성 단백질
의 식사 · 정제(精製)된 탄수화물 · 인산(燐酸) · 카페인 음

---

39) 포화지방 ·호르몬· 농약 · 바이러스· 세균 등.

료 · 끽연 · 음주 · 운동 부족 · 일광 부족 등입니다.

우유를 제아무리 마셔도 골다공증을 막을 수는 없습니다. 골다공증을 예방하려면 소금·동물성 단백질의 섭취량을 줄여야 합니다. 소금·고기·생선 등은 강력한 산성이므로 이것을 먹으면, 우리 생체는 몸 안의 산·알칼리의 균형을 유지코자 뼈나 치아 속의 칼슘을 빼내서 이것을 중화(中和)시켜서 콩팥을 거쳐 오줌과 더불어 배설합니다.

인류의 75%가 유당 과민증(乳糖過敏症)인데, 그 중에서도 아시아 인종의 95%가 유당 분해를 못합니다. 그러므로 배의 팽만감·가스의 충만·꾸룩꾸룩 배의 끓음·변비·설사 등이 필연적으로 뒤따릅니다. 많은 사람들이 어렸을 때, 우유를 마시고는 배가 꾸룩댄 경험을 했을 것입니다. 이 증상은 몸이 우유를 거부하는 신호로서 극히 당연한 반응입니다.

유제품 제조업자나 우유보급협회에서는 우유의 높은 칼슘 흡수율을 내걸고 우유 선전을 하고 있지만, 실제로는 녹엽 야채(綠葉野菜)가 훨씬 더 그 흡수율이 높습니다(표10). 정직하게 말해서 가장 뛰어난 **칼슘원**(源)은 **녹엽 야채**이며, 소(牛)는 바로 여기에서 칼슘을 섭취합니다.

표9. 평균적 일본인이 매일 낭비하는 칼슘량

염분의 불필요한 섭취량 (12.22~15.22gr.)에서	210~260mg.
단백질의 불필요한 섭취량 (30~40gr.)에서	200~260mg.
커피 한잔에서	2~3mg
햄버거 1개에서	28mg

표10. 칼슘의 흡수율

양배추	**64.9%**
케 일	**58.8%**
브록콜리	**52.6%**
갖 잎	**51.6%**
우 유	**32.0%**

「미국 임상 영양학 저널」에서

제5원리 | 고기를 먹을 때는 그 10배 이상의 야채를…

육류는 스태미나를 낭비시키고 수명을 줄인다

● **단백질은 이미 충분하다**

지구상에서 가장 강력한 동물은 코끼리입니다. 코끼리를 화나게 하면 백수의 왕이라는 사자도 못 배깁니다. 코끼리는 초식동물인데도 우람한 근골(筋骨)과 강인한 스태미나를 갖추고 있습니다.

고기류가 스태미나를 준다는 것은 착각입니다. 착각의 이유는 고기에 포함된 요산(尿酸)이나 호르몬 등에서 유해물질이 주는 강력한 자극40)의 효과와 「고기를 먹으면 기운이 난다」라는 선전에 의한 플라시보(Placebo) 효과 때문입니다.

본래, 동물성 식품을 섭취하도록 꾸며져 있지 않은 인간은 고기·생선·달걀 등을 몸에 해로움 없이 처리할 수가 없습니다. 암·심장병·뇌경색 등의 원인은 미디어 또는 영양 전문가들이 말하고 있는 식품첨가물·지방·콜레스테롤만이 아닙니다.

우리가 가장 필요한 영양원(源)이라고 믿고 있으며,

---

40) 식물성 식품의 3~4배.

그 부족함을 염려하는 동물성 단백질이야 말로 그 진범이라는 사실이 최근 10여 년 간에 걸친 구미 각국에서 시행한 각종 연구에서 증명되었습니다.

우리는 필요 이상으로 단백질(특히, 동물성 단백질)을 섭취하고 있습니다. 몸에 필요한 단백질은 하루 총 칼로리 섭취량의 5 %에 불과합니다. 사람의 몸이 가장 다량의 단백질을 필요로 하는 갓난아기들이 섭취하는 모유(母乳)의 단백질도 총 칼로리의 5%입니다.

세계보건기구(WHO)나 미국 정부는 하루의 소요량을 안전성을 고려하여 10%로 규정하고 있습니다. 이것을 기준해서 계산하면, 하루에 약 2,000Kcal를 섭취하는 동양인의 필요 단백질은 50gr.에 불과한데, 일본의 후생노동성(厚生勞動省)에서는 그 소요량을 남성 70gr. 여성 55gr.으로 규정하고 있습니다[41]. 그런데, 일본에서는 실제로 하루에 평균 80~90gr.의 단백질을 섭취합니다.

단백질(특히, 동물성 단백질)의 초과 섭취로 인한 최대 폐해는 골다공증입니다. 신장장애·암[42]·조기 노화(老化)·고혈압·심장병의 최대 원인인 호모시스틴이라든가 LDL콜레스테롤치의 상승·동맥 경화·심장병·관절염·통풍·백내장 등 역시 동물성 단백질의 과잉 섭취가 큰 원인 중의 하나입니다.

최근에 미국에서는 공적(公的) 건강기관이 솔선하여

---

41) 미국은 남성 63gr. 여성 50gr.
42) 유방암·전립선암·대장암 등.

「동물성 식품 섭취의 극력 감소 지도」를 시작했습니다. 농무성과 후생성에서는 과일과 야채의 섭취량을 늘리기 위한 운동을 민간 건강증진 단체와 협력하여 「5 A DAY(하루 최저 5서빙의 과일·야채를 먹자)운동」을 철저히 추진하고 있습니다.

야채와 과일에 곁들여서 희게 정제하지 않은 전알곡(全穀物)·콩류·열매·씨앗 등으로 식단을 꾸미도록 하는 한편, 동물성 식품을 먹을 경우에는 고기보다는 생선을 권하고 있습니다. 또한, 고기류를 먹을 경우에는 순 살코기만을 양념 정도43)의 분량으로 국한한 것이 2000년에 개정한 「식사지침(Dietary Guide Line)」입니다. 일본의 의사나 영양사가 이것을 가르치지 않고 있는 것은 공부 부족이며 직무태만입니다.

다만, 이제까지 고기를 매일 먹어 온 사람이 갑자기 고기 없는 식사를 하게 된다면, 사람에 따라서는 스트레스가 클 것입니다. 스트레스는 고기를 상식(常食)하는 것보다 더 나쁩니다.

고기를 먹고 싶을 때, 또는 접대상 고기를 먹어야 할 경우에는 먹은 고기량의 10배 이상의 야채를 꼭꼭 저작해서 먹도록 하면 다음날의 변이 다를 것이며, 체내의 잔존 노폐물 역시 대폭 감소됩니다. 고기를 먹은 다음날은 소화기관이 피곤해 있을 것이므로 그 부담을 줄이기 위해서라도 과일·야채 중심의 식사를 하십시오.

---

43) 트럼프 카드의 한 장 정도의 분량.

제6원리	패스트푸트(fast food)는 빨리 죽고 싶은 사람의 음식이다
	어려서부터 이 맛에 젖으면 치명적이다

● 건강 악화를 촉진시키는 패스트 푸드

오늘날, 문명인(文明人)인 체하는 사람 및 철없는 젊은 이들은「프라이드 치킨」이나 「햄버거」,「피자」,「아이스크림」,「스테이크」등의 미국 식품을 선호합니다.

이러한 식품을 먹어온 미국인의 동물성 단백질의 섭취량은 중국인의 10배이고, 지방 섭취량은 2.6배인데, 식물섬유의 섭취량은 거꾸로 중국인의 1/3입니다.44)

이러한 식생활이야 말로 심장병·암·비만·당뇨병·골다공증으로 고생하는 미국인이 급증하고 있는 결정적 원인입니다. 그런데 이러한 문제는 오늘날, 미국보다도 일본에 더 확산되고 있습니다.

즉석 식품의「체인 스토어」가 일본에 상륙한 것은 1970년인데, 이 때부터 일본인의 건강상태는 급격하게 악화하고 있습니다. 오늘날, 일본의 심근증(心筋症) 사망자는 1970년에 비해서 131.35배, 전립선암은 7.93배, 폐

---

44) 이 수치는 1989년의 것. 시장개방을 한 중국에서는 최근 도시인의 생활습관병 및 어린이의 비만이 급속도로 증가 중이다.

암은 4.76배, 대장암은 4.16배, 유방암이 3.57배, 뇌경색이 1.48배, 급성 심근경색은 2.27배, 심부전 1.49배나 됩니다.[45] 이것 외에도 비만·당뇨병·골다공증의 발병률(發病率)은 더욱 상승하고 있습니다.

일본인의 식생활이 패스트 푸드식당의 보급으로 미국화 하면서 건강상태 역시 미국인화(化)하고 있습니다.[46]

현재 미국에서는 채식주의자의 식생활에 큰 관심이 쏠리면서 미국의 채식주의자 인구는 2000만 명에 이르고 있습니다.[47] 이 풍조는 남녀노소, 초등학생에서 대학생, 고령자를 가리지 않고 모든 계층에 급속히 확산되고 있습니다.

미국의 미디어 건강 정보는 「플랜트 베이스(식물성 식품 중심)」의 중요성을 호소하고 있습니다. 즉석식품식당에서는 「햄버거」 대신에 「베지터블 버거」를 내놓고 있으니, 현재의 일본보다는 한발 앞서서 개선되어 가고 있는 셈입니다.

불건강한 옛적의 미국식 식생활을 묵수(墨守)하고 있는 것이 오늘의 일본입니다. 패스트 푸드를 특히 좋아하는 계층이 바로 어린이들인데, 「일본 어린이들이 미국 어린이에 비해서 운동 부족이며, 동맥경화가 앞선다」 고 지적하는 전문가도 있습니다.

오늘날, 일본인의 콜레스테롤치(値)[48]는 미국인의 그

---

45) 1999년 「국민 영양조사」에서
46) 이러한 경향은 한국이라고 해서 예외는 아니다. ―역자
47) 2002년 현재.

것과 거의 같습니다. 이미 75명의 여고생 중의 1명은 콜레스테롤치가 200mg/dℓ를 넘고 있습니다.「플레밍햄 심장병 연구」결과가 지적하는 바로는「콜레스테롤치가 150mg/dℓ을 넘는 수치라면 심장병 발병의 위험 신호」라는 것입니다. 일반적으로 인식하고 있는 200mg/dℓ이하라면 안전하다는 통설은 결코 옳지 않습니다.

즉석 식품이란, 생활습관병(=성인병)의 위험성을 높여 주는 고지방(高脂肪)·고콜레스테롤·고단백질·고정제(高精製) 가공식품의 집합명사이며「fast(빠르다)」의 뜻과 같이「빨리 죽고 싶은」사람들의 먹거리입니다. 그것은 먹을수록 체내에 해독을 주며, 독자의 수명을 줄여 갑니다. 우리는 이제, 부자연한 먹거리로 몸을 해치는 짓을 과감히 중단해야 합니다.

메도지스트병원49)의 M. 도베키50) 박사는 68세에 재혼하여 얻은 딸에게 즉석 음식(fast food)을 엄격하게 금하는 교육을 해 오고 있습니다. 박사는 금년에 93세인데, 오늘도 현역 외과의사로서 활동하고 있습니다. 그의 건강 비결은「조반과 점심은 대개 과일이며, 저녁은 밥과 콩의 주식에다가 야채를 곁들인다」라는 식생활을 하고 있습니다.

---

48) 평균 204mg/dℓ.
49) 텍사스주의 휴스턴에 소재.
50) 세계적 심장병 권위자. 러시아 엘친 전대통령의 심장 수술 집도의사

제7원리	**식용유도 되도록 사용하지 말자**
	마가린은 플라스틱 덩어리이다

가. 고온으로 가열한 기름은 발암물질이다

식용유 메이커의 선전에 속아서는 안 됩니다. 올리브유·홍화유·캐노라유는 건강에 좋다는 말을 흔히 듣는데, 이것들은 식물에서 추출된 것이지만, 모두 베타카로틴·비타민C·비타민E 등의 항산화물질이 없으므로 아주 불안정한 100% 지방의 가공(加工) 제품입니다.

기름은 자연계에서 단독으로 존재하지 못합니다. 자연계의 기름은 반드시 산화(酸化)를 예방하는 항산화물질이나 파이토 케미컬·효소·섬유와 더불어 존재하게 마련입니다.

식이섬유는 어떠한 방법으로 추출되었든 간에 빛과 열을 받으면 순식간에 과산화물질(過酸化物質)로 변하는데, 이것이 체내에서 과격한 활동을 시작합니다. 세포의 DNA를 손상시키고, 면역기구의 기능을 저하시키면서, 잔주름을 만들고 조속한 노화(老化)에다가 종양이나 암의 발생 요인으로 작용합니다.

산화(酸化)하기 어려운 올레인산(酸)이 풍부하여 해가

가장 적다는 올리브유나 캬노라유 일지라도 암의 위험성을 높이거나 비만 또는 당뇨병을 촉진합니다. 따라서, 어떠한 추출유(抽出油)이든, 그것들은 결코 건강에 기여하지 않고, 비만을 비롯한 각종 질병의 중요 원인이 된다는 사실이 밝혀졌습니다. 미국에서는 일찍이 영양생화학 및 의학 전문가들은 한결 같이 요리에는 어떠한 기름도 쓰지 말라고 권하고 있습니다.

고온으로 가열된 기름은 강력한 발암물질로 변합니다. 가정이나 직장에서 조리를 하는 경우에, 가열된 기름에서 방출되는 기체(氣體)인 화학물질을 마시기만 해도 폐암에 걸릴 위험성이 매우 높습니다. 담배를 피우지 않는 중국 여성에 폐암환자가 많은 이유가 바로 이 때문이라고 지적되고 있습니다.

기름에 튀긴 음식을 매일 먹으면 비만·심장병·뇌경색·당뇨병 등을 면하지 못합니다. 가열한 기름을 쓴 요리는 백혈구 세포의 기능을 상실케 하고, 면역기능을 저하시킨다는 사실도 증명되었습니다.

또한, 기름은 소화기관의 내벽에 기름 막을 만들므로 위벽이나 장벽에서 나오는 소화액 및 소화효소의 분비를 정지시키는 동시에 먹거리 속의 영양이나 효소를 소화기관이 흡수하기를 곤란하게 합니다. 그 결과, 기름과 더불어 섭취한 단백질은 부패하고, 탄수화물은 발효하면서 기어코 독혈증이 생깁니다.

과일·야채 등의 「살아있는 먹거리」를 지속적으로

먹으면, 후각(嗅覺)이 예민해지면서 냄새에 민감합니다. 그렇게 되면, 가열된 기름 냄새의 악취를 대뜸 감지하고 이것을 피하게 될 것입니다.

나. 마가린의 정체

마가린이나 쇼팅은 식물유에다 수소(水素)를 첨가해서 고체화한 물질입니다. 이러한 것이 자연계에는 절대로 있을 수 없는 합성 지방 「트랜스 패트(trans fat 변형지방)」가 주성분인데 이것이 LDL콜레스테롤치를 높입니다. 이것이 HDL콜레스테롤치를 저하시키는 동시에 혈관벽을 취약하게 하므로 심장에서 볼 때에는 포화지방(飽和脂肪) 보다도 더 위험한 지방입니다.

그래서, 미국 정부는 2001년 9월, 지방을 포함하고 있는 식품 라벨에는 「수소 첨가유」라는 현행(現行) 표기 외에 「트랜스 패트」의 함유량을 명기하라는 법률을 제정토록 관계 당국에 지시한 바 있습니다. 미국에서는 심장병으로 매일 4,000여 명이 생명을 잃고 있습니다.51)

일본의 식품 라벨 표시에는 「식물유」로만 표기되어 있으므로 의심을 갖지 않는 일반 소비자들은 메이커의 뜻대로, 이 위험한 물질을 멋도 모르고 매일 대량 소비하고 있습니다.

「트랜스 패트」는 액체 식물유 보다도 안정성이 높으

---

51) 일본에서는 미국의 1/10.

므로 식품의 변질을 막으면서 상품 수명을 연장하는 데 유용합니다. 이것은 「변하지 않고 오래 가므로 편리하다」고 생각하는 마가린을 비롯한 페스트리, 케이크, 파이, 크래커, 쿠키, 비스킷, 포테이토칩, 콘칩 등에 쓰이고 있습니다.

그것은, **죽은 먹거리이므로 오래 가기는** 하지만, 여러분의 수명을 단축시킨다고 보아서 과언이 아닙니다. 뿐만 아니라, 그것은 면역 기능의 저하·종양·암의 형성·당뇨병 등의 요인(要因)으로 작용하는 외에 생식계·홀몬계·대사계·간장·세포막 등의 기능을 저하시킨다는 사실이 밝혀져 있습니다.

마가린의 제조과정에서 계속적으로 수소를 첨가해 가면 끝내는 플라스틱이 됩니다. 요컨대, **마가린이란 플라스틱 패트입니다.** 개와 고양이는 물론이요, 바퀴벌레마저 마가린에는 얼씬하지 않는 이유를 이제 아셨습니까? 마가린을 사용하면 심장 둘레에 플라스틱 층이 형성됩니다.

146

제8원리 | 흰설탕·화학약제 등에 조심을…

가공품(加工品)에는 반드시 부작용이 따른다

가. 흰설탕과 각성제의 유사성

흰설탕은 비만·충치·잇몸 질병·당뇨병·저혈당증
의 원인으로 작용할 뿐만 아니라, 면역 기능에 손상을
주고, 백혈구 세포의 효율을 급격히 저하시키는 식품입
니다. 만성 피로·에너지 부족·허약 체질·격심한 생
리통·조울증·ADHD[52] 등 흰설탕이 심신(心身)에 끼
치는 해는 상상을 훨씬 넘습니다.

하얗게 정제된 설탕은 뇌의 화학 반응에 강렬한 자극
을 주게 되는데, 한 사람의 인간 속에 선인(善人)과 악
한(惡漢)의 성격을 형성하는 가공(可恐)할 물질입니다. 그
것을 사용하면 뇌 기능을 정상적으로 유지하지 못할 뿐
만 아니라, 상용벽(常用癖)을 내게 하는 점에서도 그것은
각성제와 아주 흡사한 극히 위험한 물질입니다.

인슐린 발견자인 F. 반팅 박사는 1929년에 아래와 같
이 경고했습니다.[53]

---

52) 주의 결함증과 다동(多動) 장애.
53) 'Sugar Blues' William Dufty.

'미국의 당뇨병 이환률(罹患率)은 1인당 설탕 소비량에 비례해서 증가해 왔다. 천연의 사탕수수를 가열·재결정화(再結晶化)하는 과정에서, 그 정제품인 **설탕은 위험식품으로 변질한다.**'

이미, 제3원리에서 언급했듯이, 정제과정에서 원료식품의 90%를 차지하는 섬유질과 단백질이 몽땅 제거되고, 잔(細)입자(粒子)의 탄수화물인 흰 결정으로 나타나는 흰설탕에는 섬유가 전혀 없는 탓에 혈액을 순식간에 당(糖)의 홍수로 변화시키면서 당대사(糖代謝) 메커니즘에 대혼란을 일으키는 동시에 각종 질병의 원인으로 작용합니다.

정제된 설탕에는 필요한 영양소가 몽땅 상실되었으므로, 이것을 에너지화 하려면, 생체의 비축 분에서 그것에 필요한 성분을 빼내야 합니다. 이렇게 해서, 비축량이 바닥나면 지방산·콜레스테롤의 대사가 이루어지지 못하므로 이것들의 수치가 상승합니다.

300 종류 이상의 효소 활동에 필요한 마그네슘이나 인슐린 같은 호르몬을 통제하는 크롬 등의 각종 미네랄이 고갈되면 심혈관(心血管) 질병에서 당뇨병에 이르는 각종 난치병의 위험성이 높아집니다.

설탕은 캔 커피·콜라·소다 등의 청량음료54)를 비

---

54) 미국제 (1캔 360㎖)의 캔음료에 포함된 흰설탕은 작은 스푼 10~12 의 분량.

롯해서 케첩55), 과당 요구르트56)에 대량 포함되어 있습니다.

캔커피나 콜라를 2캔(1캔=360㎖) 마시면 백혈구 세포의 활동효율은 5시간에 걸쳐서 92%나 저하됩니다. 만약, 이 시간대에 세균이나 바이러스가 침입하거나, 암세포가 형성되거나 한다면, 몸의 면역 기능은 이들에게 대항하지 못합니다.

설탕을 대량 섭취하면, 비타민B₁ 및 칼슘까지도 몸에서 이탈됩니다. 이것들은 정신의 균형을 유지하는데 필요한 영양소인데, 콜라·사이다·과자빵·과자류를 통해서 대량의 설탕을 섭취하고 있는 오늘의 어린이들의 성격이 거칠어지고 있는 사실은 당연한 결과라 하겠습니다. 범죄를 일으키는 문제아의 식생활을 조사해 보면, 반드시 그들의 식사 대부분이 이러한 것들로 구성되어 있습니다.

희게 정제된 백미나 흰빵, 흰밀가루 제품은 모두 그 대사(代謝)에 필요한 영양 및 식이섬유를 상실한 탓으로 흰설탕이나 꼭 같은 범주에 듭니다. 2000년에 개정된 미국의 「식사지침」에서는 알곡은 미정제(未精製)한 전곡물(全穀物)을 선택하도록 강조하고 있습니다.

밥이라고 하면 의당 흰밥으로 알고 있는 일본의 식습관은 이제 현미로 바꿀 필요가 있습니다. 어떻든 흰것

---

55) 큰스푼 가득한 량의 케첩에는 각설탕 1.8개분이 포함됨.
56) 1컵에 각설탕 13개 분량.

(흰설탕·흰알곡·흰소금·흰밀가루)은 비만과 질병, 그리고 사회범죄의 원흉이라고 인식하십시오.

얼마 전에 일본에 돌아온 나는 전철 안에서 어떤 광고에 주목했습니다. 거기에는 아주 성실한 인상의 거물 배우가 사탕수수를 껴안은 사진을 클로즈업시키고, 그 위에 「설탕은 100% 식물(植物)입니다.」라는 문구가 있었습니다.

사실, 사탕수수는 식물이며, 그것에서 짜낸 즙(汁) 역시 천연물이라 할 수 있습니다. 그러나 정제된 흰설탕은 「100% 식물」이라고 표현할 물질이 아니라 화학물질이나 다름없습니다. 흰설탕에 불리한 사항은 일절 언급치 않고 「흰설탕=사탕수수=100%식물」이라는 3단논법으로 일반에게 「설탕은 식물」이니 몸에 좋다는 이미지를 강조하는 의도가 분명한 광고였습니다. 이러한 논법이 허용된다면, 겨자씨를 정제해서 뽑아낸 헤로인(=아편) 역시 「100% 식물」이라고 해야 합니다.

그 광고 왼쪽 구석에 「설탕을 과학하는 모임」이라고 밝혀 있는 것으로 보아서 분명히 설탕 업계의 선전일 것입니다. 이제부터는 각자가 각자의 몸을 지켜야 합니다. 이 광고를 보고 무엇을 느끼며, 어떻게 행동할 것인가는 각자의 판단에 따를 일입니다. 그러기 위해서는 부디 옳은 정보와 지식을 가져야 합니다.

나. 화학약제는 맹독물이다

화학약제로서는, 고통이나 불쾌한 증상을 일시적으로 완화하거나 감소시킬 수는 있어도, 그 근원(根源)을 뿌리 뽑을 수는 없습니다. 증상의 근본원인을 규정해서 제거하지 않는 이상, 평생 질병을 끼고 살아야 합니다.

「근본 원인」이란 제2장에서 설명했듯이, 잘못된 식사와 생활습관입니다. 증상이란, 몸의 기능에 이상이 생겼다는 사실을 몸 주인에게 알리는 신호입니다.

자연의 이 신호를 화학약제로써 억지(抑止)하는 일은 마치 화재경보기를 끊어 놓아, 불이 나도 작동하지 않도록 하는 짓과 꼭 같은 어리석은 일입니다. 이러한 일이 되풀이되면, 시초에는 감기 정도의 가벼운 증세였던 것이 서서히 심각한 만성병으로 진행하면서 중대한 처지에 빠지게 됩니다.

화학약제는 맹독물이라고 해서 과언이 아닌 물질입니다. 미국에서는 심장병·암에 이어서 사인(死因)의 제3위가 약해사(藥害死)입니다. 고통과 불쾌한 증세를 화학약제로 억누르면 그 증세를 느끼지는 않지만, 독소의 배설이 중도에서 차단되는 탓에 자꾸만 쌓여갑니다. 배설이 안 되는 독소는 화학약제의 독과 더불어 오랜 세월에 걸쳐서 조직을 계속적으로 침범하다가, 어느 날 갑자기 심장병이나 암, 또는 뇌졸중이 됩니다.

다. 건강 보조식품에 관해서

영양을 올바르게 섭취함에 각별히 간편한 방법이 있을 수가 없습니다. 매일 같이 컵면이나 도넛·피자 등의 패스트 푸드나 엠프티 식품을 먹는 사람이, 영양의 부족분을 보충식품으로 메우려고 한다면, 그것은 무리한 일입니다. 건강보조식품을 마치「마법의 신약」인양 믿어서는 안 됩니다. 보충식품의 습관에 관해서 일본보다 20년이나 앞선 구미(歐美)에서는 오늘날 더욱 많은 과학자들이 이것의 효과가 그리 대단치 않다는 점과 그 폐해를 인정하고 있습니다.

비타민·미네랄은 서로 협력해서 작용합니다. 한 가지라도 빠진 요소가 있으면, 몸은 이들 영양을 사용할 수가 없습니다. 보충식품에는 현재 발견된 영양소 이외의 것은 전혀 없다는 점을 명심하십시오.

과일·야채·열매·씨앗류·콩류·전(全)알곡에는 암이나 심장병·뇌경색 등의 각종 난치병으로부터 우리의 몸을 지켜줄 항산화물질과 파이토 케미컬·비타민·미네랄 및 발달했다는 인간의 기술로도 아직 만들어 내지 못하는 필수아미노산57)·식이섬유 등의 모든 영양이 듬뿍 포함되어 있습니다.

먹거리에 포함되어 있는 이들 활발한 생명력은 깡통에 포장할 수가 없습니다. 그것들은「살아 있는 먹거

---

57) 특히, 오메가3지방산.

리」를 통해서 소화력으로 섭취할 도리밖에 없습니다. 날씬하고 균형 잡힌 건강한 몸매를 만들려면 식물성 식품, 특히 신선한 과일과 야채를 먹어야하는 이유가 바로 여기에 있습니다.

최근에는, 편의점에서도 각종 건강 영양보조식품을 취급하고 있어, 우리는 이것들을 간단히 입수할 수 있습니다. 그러나 이것을 섭취하면 극히 일부분의 영양을 먹거리에서 섭취할 경우의 몇 배를 일시에 섭취하게 되므로, 이것을 지속적으로 복용한다면 피부·신장·간장 등의 장애는 물론이요, 각종 폐해가 나타난다는 점을 똑똑히 인식하십시오.

베타칼로틴의 영양보충제는 끽연자의 폐암 발증(發症) 리스크를 높인다는 사실은 이미 널리 알려져 있어 상식화되었습니다. 항산화작용이 분명히 있는 비타민C 역시 500mg 이상을 보충제로서 섭취하면 세포의 산화(酸化)가 유전자 차원에서 촉진되는 역효과가 나타납니다. 이와 꼭 같이, LDL콜레스테롤의 산화를 막음으로써 심장병을 예방한다는 비타민E 역시, 이것을 보충제로 섭취하는 것이 좋다고 해서 많이 섭취한다면 LDL의 산화가 촉진됨으로써 심장병의 위험도가 높아진다는 사실을 과학은 알아냈습니다.

「내추럴 하이진」에서는 보충제의 섭취를 권하지 않습니다. 자연의 먹거리 이외의 것으로서 부작용 없는 것이란 없습니다. 즉, 「자연에 앞서는 것이란 없다」라

는 진리야 말로 「내추럴 하이진」의 기본 사고(思考)입
니다.

제9원리　되도록 병원에 가지 말아라

의사들이 파업하면 환자의 사망률이 떨어진다

가. 자기 몸은 자기가 지켜야 한다

나는 사고(事故)에 의한 긴급사태 이외에는 병원에 가
지 않습니다. 질병이란, 우리의 몸이 정화(淨化)와 수복
(修復)을 함에 즈음하여 몸 스스로가 발생시킨 「치유 과
정」이라는 사실을 배웠기 때문입니다.

H. M. 쉘튼 박사는 아래와 같이 단언합니다.

'질병이란, 체내에 쌓인 유독물질인 장해물을 제거해서 조직
을 정화하고 손상된 부위를 수복함으로써 정상상태로 되돌
리기 위해서 생명력이 필사적으로 활약하고 있는 상태를 가
리킨다. 생체의 이 노력을 충분히 이해해야 하며, 결코 이것
을 억압하거나 훼방해서는 안 된다.'

우리가 콧물을 흘리고, 신열이 나면서 기침을 해대고,
구역질이 올라오고, 설사를 하여 병원에 가면, 의사는
우선 약제나 주사로 이러한 증상을 완화시키거나 억제

시킬 뿐, 이러한 증상을 일으키게 한 근본 원인을 제거해 주지는 않습니다. 질병의 근본 원인에 관해서는 제2장에서 설명했듯이, 유해한 노폐물(=독소)이 몸에 가득하기 때문(=독혈증)입니다.

몸은 항상 최고의 성태로 기능하도록 작동하고 있습니다. 생체는 언제나 체내를 청결하고 건강하게 유지하고자 노력하고 있으며, 유독 물질이 일정 수준 이상으로 정체해 있거나, 체외에서 좋지 못한 유해 물질이 침입했을 경우에는 재빨리 그것을 배설시키고자 방위 수단을 작동합니다.

예컨대, 소화기관에 어떠한 독소 물질이 침입하면 몸은 이것을 토해내게 하거나, 설사로 배설합니다. 이와 같이, 폐에 침입하면 기침이 나고, 목에 침입하면 재채기로 배척합니다. 여드름이나 종기는 체내에 축적된 유해 노폐물을 피부를 거쳐서 배설하기 때문에 생기는 것입니다. 콧물은 몸이 허용하는 이상으로 축적된 노폐물을 조속히 배설하기 위한 수단입니다.

이러한 모든 현상은 하늘이 생체에 준 자기 방위 수단입니다. 이러한 증상을 병원에서는 「약」으로 중단·억제시키는데, 이것은 몸의 생명 기능을 방해하는 어리석은 짓입니다.

생체는 우리의 상상을 초월하는 놀라운 치유능력을 갖추고 있습니다. 상처나 멍, 타박을 고칠 방법을 몸은 잘 알고 있습니다. 몸에는 골절된 부분을 접골하는 능

력도 있습니다. 세균이나 바이러스에 대항해서 싸울 힘
도 충분합니다.

우리가 알든 말든, 우리 몸은 암과 싸울 방법마저 갖
추고 있습니다. 체내의 세포는 매일, 매분 암세포의 공
격을 받고 있습니다. 우리 몸의 각종 대사기능이 활성
산소(活性酸素)를 생성(生成)하고 있기 때문입니다.

활성산소는 체내에 침입한「이물질」을 녹여 버리는
역할을 하므로 우리에게 매우 중요한 물질이지만, 생체
의 조건, 또는 오염된 환경 탓으로 이것이 필요 이상으
로 대량 생기면, 그것은 자기 세포의 종양 촉진 유전자
의 스위치를 ON으로 하거나, 종양 억제 유전자 스위치
를 OFF로 바꿈으로써 유전자 DNA를 파괴하여, 뇌의
지령에 거역하는 암세포로 정상세포를 변질시킵니다.

그러나, 다행한 일은, 암세포가 커지거나 확대하기 전
에 면역 기능의 작용으로 암세포를 박살내는 메커니즘
이 우리 몸에 있습니다. 이 작전은 주야를 가리지 않고
이루어지고 있습니다. 그러므로 이 방위선(防衛線)을 뚫
고 암세포가 세력을 확대해 간다면 그것은 면역력이 저
하 또는 손상되어서 맥을 못쓰고 있음을 뜻합니다.

면역력 저하의 원인은 장구한 세월에 걸쳐서 생체에
적합치 않은 식생활, 수면, 운동, 스트레스 등을 적절하
게 조절하지 못한 데에 있습니다.

그러므로, 병원에 가야 할 일이란 사고로 외상(外傷)
을 입었을 경우뿐입니다. 생체에 적합한 생활습관을 충

실히 실천해 왔다면, 중년 이후의 많은 사람들이 불안에 쌓여서 정밀검사 후에 지적 받는 혈압·콜레스테롤치·중성지방치·혈당치·요산치의 이상 및 간기능 장애 등은 결코 생기지 않습니다.

「치유」는 살아 있는 생병제에 내재(內在)하는 생명력으로 이루어지는 생물학적 프로세스입니다. 성의(聖醫) 히포크라테스는 2,000년 전에 이미 「병을 고치는 것은 자기 몸이지, 의사가 아니다」 라고 단언한 바 있습니다. 그는 생체의 치유 능력을 억제해서는 안 된다면서 아래와 같이 말했습니다.

'의사는 조력자에 불과하다. 「자연」의 조수(助手)이다. 의사가 할 수 있는 일이란 「자연」에게 그의 힘을 빌려주는 일뿐이다. 질병에 걸리면 몸을 도와주어야 하는데, 되도록 해를 끼치는 일은 말아야 한다.'

시바이처 박사 역시 이렇게 말했습니다.

'우리 의사는 아무 것도 할 일이 없다. 다만, 우리는 생체에 내재(內在)하는 의사를 돕고 격려할 일 뿐이다.'

이 말은 「치료」란 몸이 알아서 하게 되어 있으므로, 의사가 해야 할 일이란, 몸 자체가 하는 치료 작업이 원활하게 진행되도록 그 조건이나 환경을 정비해 줌으로써 생체에 협조할 뿐임을 분명히 하고 있습니다.

또한, 아래와 같은 현상은 뜻깊은 암시를 줍니다.

● 이스라엘에서는 과거 두 번이나 의사단체의 파업이 있었는데, 그때 응급치료 이외의 치료는 일절하지 않았다. 그러나, 이 기간의 환자 사망률은 50%나 격감했다.

● 콜롬비아 보고타에서는 52일 간에 걸친 의사단체의 파업이 있었다. 그 기간에는 긴급 치료 외의 치료는 완전히 중단했는 데도, 환자의 사망률은 35%나 감소했었다.

● 미국의 여러 곳, 네덜란드, 벨기에, 캐나다의 각 1개처 병원에서 의사 파업이 있었을 때, 환자의 사망률은 평소보다 50~60% 격감했었다.

● 남캘리포니어에서는 의사 파업으로 환자 진료 및 긴급 환자 이외의 수술을 중단하고 있었는데, 그 동안의 환자 사망률이 급격하게 저하했다.

의사는 신(神)이 아닙니다.

일반적으로, 우리는 의사와 병원에 지나친 기대를 걸고 있는 것이 사실입니다. 이러한 잘못된 습관에 젖기보다는, 각자의 생활 습관을 「자연」의 뜻에 따라서 고치고, 자기 몸은 자기가 지켜 간다는 굳건한 마음을 갖고 대처함이 긴요하다고 생각합니다.

'잘못된, 자연의 이치에 어긋나는 식사법을 맹신하고 있는 한, 어떠한 의사라도 병을 고칠 수 없다. 그러나 올바른 식사법에 따른다면, 의사는 필요 없다.'

라는 V. G. 롯시니 박사의 말 역시, 「생활 습관이 올바르면, 의사의 치료가 필요 없다」라는 사실을 거듭 보증하고 있습니다.

나. 「최고의 치료」란 식사를 줄이고 정양하는 일이다

히포크라테스는 이렇게도 말했습니다.

'환자에게 풍성한 먹거리를 주면, 그것은 곧 질병을 키우는 결과가 된다. 식사를 주지 않으면 질병은 빨리 낫는다.'

동물은 다쳤거나 병에 걸리면, 조용하고 안전한 장소에서 건강이 회복될 때까지 누워있습니다. 가끔 물이나 마실 뿐, 먹지도 않습니다. 개나 고양이를 길러본 사람이라면 이 사실을 잘 알 것입니다. 아무리 좋아하는 먹거리를 주어도 먹지 않습니다. 그들은 이 방법이 치유에 가장 좋은 방법임을 본능적으로 알고 있기 때문입니다. 자연은 그 본능을 동물에게 부여하고 있다는 사실을 우리는 알아야 합니다.

그런데, 사람은 병에 걸리면 동물과는 반대입니다. 아파도 일어나고, 먹거리를 끊으려고 하지 않습니다. 병과 싸워야 한다면서, 없는 식욕에도 영양가 높은 음식을 억지로라도 먹습니다. 증상이 사라진다는 약을 퍼먹습니다.

이미 설명한 대로, 많은 사람들이 「병」이란 베스트 컨디션을 회복하고자 자연히 생기는 현상이라는 점을 까맣게 모르고 있습니다. 예컨대, 「감기」라는 증상은 배설되지 못하고 있는 체내의 독소를 빨리 제거하려고 몸 스스로가 야기한 치유용(治癒用) 긴급 수단입니다.

즉, 그것은 몸의 대청소입니다. 콧물과 기침, 담(痰)은 감염된 세포를 씻어 내거나, 몸에서 바이러스를 내쫓는 작업을 하고 있다는 신호입니다. 신열은 백혈구 세포를 활성화시키거나, 면역 기구의 전투용 인터페론을 뇌에서 분비하는 힘을 높이는 데 크게 한 몫하고 있는 증거라는 사실을 알아야 합니다.

이러한 사실을 모르고 있는 탓에, 사람들은 생체 스스로가 하고 있는 치유에 따르는 증상을 약으로써 억제하려고 달려 듭니다. 식욕이 없고 신열이 나면서 콧물이 흐르면, 약 따위를 복용할 것이 아니라, 동물들이 하듯이 자기 몸에서 보내오는 신호에 귀를 기울여, 물만 마시면서 죽은 듯이 푹 누워 있어야 합니다. 그렇게 하면, 놀라운 속도로 몸은 회복되어 갈 것입니다.

참고로, 심장병으로 죽은 미국인 외과의사는 일반인보다 23%나 많으며, 암으로 죽은 의사는 12%나 많다는 사실을 전합니다.[58]

이 수치는, 의사란 스트레스를 크게 받는 직업이기는

---

58) T. C. Firy : *The Myth of Health in America*'에서.

하지만 「의사의 불양생(不養生)」 이란 말로 해석하기에
는 너무 높습니다. 최신 의학으로도 의사 자신의 몸을
죽음에서 보호하지 못하고 있다는 증명이라 하겠습니
다. 『신약성경』의 「의원(醫員)아, 너를 고치라」 [59]는
말씀은 아직도 생명을 지니고 있습니다.

　일본에서도, 원내감염(院內感染) 또는 의료 실수로 죽
는 사람이 끊이지 않지만, 미국에서는 약제의 오용(誤
用)과 의료 실수로 인한 사망이 전체 사인(死因)의 제3위
를 차지하고 있어서, 이에 대한 예방책(策)과 자기보호
수단용의 안내서적이 출판되고 있을 정도입니다.

　또한, 일본의 일류 병원에서 조차 그 병원급식(病院給
食)의 조잡함에는 아연 질색할 정도입니다. 그것은 올바
른 영양학에 무지(無知)한 사람들이 치료·경영을 담당
하고 있는 탓이라고 밖에는 해석할 길이 없는데, 이러
한 병원에서 장기간의 입원 생활은, 나을 병도 안 나을
것이라는 생각을 금할 길이 없습니다. R. 멘델슨 박사
는 용감하게도 「병원이란, 모든 사람에 있어서 이승의
최악 공간이다」 라고 신랄하게 비판하고 있습니다.

　이상에 걸쳐서, 의사와 병원에 관한 비판적 서술을
하였는데, 끝으로 T. 에디슨의 말을 인용합니다.

　‘장래의 의사는 약제를 처방하지는 않을 것이다. 그 대신에
　사람의 몸 구조와 식사, 질병의 원인과 예방에 관해서 환자

---

59) 신약성경 누가복음 제4장 제23절.

가 관심을 기울이도록 지도하게 될 것이다.'

에디슨이 예고한 바의 「장래의 의사」는 아직도 우리
주변에 별로 없습니다. 환자가 건강을 가꾸어 가는데
진심으로 조력해 줄 의사가 점차 증가하기를 진심으로
바라 마지 않을 뿐입니다.

제10원리 알맞은 운동에 충분한 숙면을…

비록 지금은 건강하다지만, 짧은 수면은 반드시 응보가 온다

가. 알맞은 운동은 노화 지연의 특효약

건강한 몸은 먹거리로서만 가꾸어지는 것이 아니라,
알맞은 운동과 충분한 수면을 포함한 생활습관의 개선
이 반드시 따라야 합니다.

제아무리 올바른 식사를 할지라도 「적당한 운동」을
하지 않으면, 날씬하고 균형 잡힌 건강체를 이룰 수가
없습니다. 우리 몸은 움직이도록 꾸며져 있으므로, 움직
이지 않는다면 그것은 점차 퇴화합니다. 근육은 위축되
고, 뼈는 체중을 지탱하지 못할 정도로 취약해지며, 호
흡기계(系)·성(腺)·소화기계·신경계 등의 조직기능이

저하해 갑니다.

활발하게 몸을 움직이지 않으면 폐에 모인 2산화탄소
는 산소와 교환되지 못하여 모든 세포는 산소결핍 상태
가 됩니다. 활발한 움직임이 없는 사람의 혈액순환은
25세에 40%, 35세에 60%, 60세에 80%나 저히합니
다. 그 결과, 산소와 영양이 세포에 제대로 운반되지 못
하면서 노폐물을 반출할 수 없게 되어 조직이 막히는
데, 이렇게 되면 에너지 수준이 확 떨어지면서 비만과
질병 및 빠른 노화의 바탕이 착착 구축되어 갑니다.

나. 수면 부족은 언젠가는 그 응보가 온다

아주 많은 사람들이 수면을 대수롭지 않게 여깁니다.
교통사고, 스페이스 샤틀인 챌린져호의 폭발, 스리마일
섬이나 체르노빌의 원자력 발전소 사고에 이르는 비참
한 사고는 거의 수면 부족이 그 원인이었습니다.

수면 부족은 마치 불충분하게 충전된 배터리로 자동
차를 움직이려는 것과 같습니다. 수면이 부족하면 활동
에 필요한 신경 에너지에 충분한 충전이 안 됩니다. 신
경 에너지란, 몸 전체의 기능과 그 프로세스를 관장하
는 신경조직의 에너지인데, 이것은 수면 중에 뇌의 힘
으로 만들어지는 약전기(弱電氣)입니다. 충전이 불충분한
신경조직은 신경에 피로를 주게 되어, 신체 기능을 완
전 무결하게 컨트롤하지 못합니다.

그 결과, 집중력·사고력·기억력·작업 능률·스태

미나 등이 저하하면서 에너지 부족현상으로 신체 각 부
위의 자연스럽고도 정교한 협조가 안 되므로 초조·흥
분·감정 폭발·동요·실의·불안감이 생깁니다. 이러
한 지경에 이르면, 면역 기능이 저하함으로써 감염증에
걸리기 쉽게 되고, 쉽사리 암세포 형성이 이루어지게
되며, 내분비선 기능이 저하하여 당뇨병·갑상선 이
상·소화불량·비만·노화 등의 각종 장해가 엄습합니
다.

「초건강 혁명」 10개 원리의 총정리

제1원리 「균형 잡힌 식사」를 하지 말 것.
  … 이것이야 말로 모든 질병의 근원이다.

제2원리 조반은 간단히 과일로 때울 것.
  … 「조반 신앙」을 버려라. 조반은 안 드는 것이 좋다.

제3원리 빈속에 과일을 듬뿍 들어서 혈액을 맑게 할 것.
  … 과당과 설탕은 별개의 것이다.

제4원리 우유는 골다공증의 원흉이므로 마시지 말 것.
  … 골다공증 발생 왕국은 낙농대국인 미국 등이다.

제5원리 고기를 먹을 경우에는 그 10배의 야채를 먹을 것.
  … 고기는 스태미나를 떨구고 수명을 단축시킨다.

제6원리 패스트푸드는 죽음을 서두르는 음식이므로 먹지 말 것
  … 어려서부터 이 맛을 알면 치명적 결과가 온다.

제7원리 기름은 되도록 쓰지 말 것.
  … 마가린은 플라스틱 덩어리이다.

제8원리 흰설탕·화학약제·영양보충제를 경계할 것.
  … 가공품에는 반드시 부작용이 따른다.

제9원리 병원에는 되도록 가지 말 것.
  … 의사들의 파업이 있으면 사망률이 저하한다.

제10원리 알맞은 운동과 충분한 수면을 지킬 것.
  … 만성적 수면 부족은 언젠가 그 응보가 온다.

제 5 장

날씬하고 균형잡힌 몸매를 가꾸는 비결

인간의 건강과 장수에 가장 유용한 것은
과채(果菜)위주의 식사이다

― A. 아인시타인 (천재 물리학자)

가. 왜 다이어트에 모두 실패하는가?

다이어트 산업이 급성장하고 있는데도 비만(肥滿)과 질병이 사라지기는 커녕, 뚱뚱보와 난치병 환자는 증가 일로에 있습니다. 그래서, 항간에는 별의별 다이어트법이 넘쳐서 그 광고로 어지러울 지경인데, 유감스럽게도 어떠한 다이어트 전략도「평생 날씬하고 건강한 몸」을 가꾸어 주지는 못하고 있습니다.

피나는 노력에도 불구하고, 다이어트가 잘 안 되는 이유는. 그 어느 다이어트법이나 자연과 조화를 이루지 못하고 있기 때문입니다. 숨을 쉬면서 지구 상에 생존하는 생물은 자연의 섭리에 따라서 컨트롤되고 있습니다. 따라서, 건강하게 천수(天壽)를 누리려면 자연섭리에 따라야 합니다.

어느 다이어트법이든, 다이어트라는 행위 자체가 부

자연하고 잘못된 방법이므로 평생 가는 슬림(slim)을 얻지 못합니다. 흔히들 이 다이어트법으로는 안 되겠다 싶으면, 다른 다이어트법에 매달립니다. 목표 체중에 이르게 되면 다이어트에 성공한 줄 알고, 예전 식사로 돌아갑니다. 다이어트 중에 그렇세도 먹고 싶던 음식을 혀를 쳐가면서 실컷 먹고는 다시 비만해 집니다.

어떠한 다이어트를 하더라도 다이어트를 하고 있는 중에는 체중이 줄고, 이것을 중지하면 다시 뚱뚱해지는 시소게임을 되풀이합니다. 그러므로, 다이어트는 시간과 노력 그리고 돈에 비해서 그 효과가 없습니다.

나 역시 그렇게 수 십 번을 되풀이 했습니다. 다이어트 중에는 늘 허기증(虛飢症)에 시달렸습니다. 먹지 않기로 굳게 결심한 아이스크림·케이크·단팥죽을 배를 두들기면서 먹는 꿈을 얼마나 꾸었는지 모릅니다. 목표 체중에 도달하자 마자 금기시(禁忌視)해 온 음식물을 사들이기에 여념이 없었습니다.

줄었던 체중은 이내 원상으로 되돌아 와서 결국 도로 아미타불이 되곤 하였는데, 그때의 좌절감이란 이루 형용할 길이 없었습니다. 다이어트 효과의 허무감에 남몰래 눈물을 얼마나 흘렸는지 모릅니다. 영구히 효과가 있는 진정한 감량법(減量法)이란, 평생을 두고 효과가 지속되면서 자연적인 것이라야 합니다.

그것이 바로 이 책에서 소개하고 있는 「자연에 조화

된 식사법」입니다. 이 방법에 따르기만 한다면 복잡하
고 귀찮은 칼로리 계산에 신경쓸 것 없이, 언제나 배불
리 먹고 싶은 대로 먹는 데도, 뚱보 체중이 모르는 사
이에 줄어들어, 평생을 이 상태의 체중으로 즐겁게 지
낼 수 있습니다.

요란스러운 광고에 끌려서 하는 다이어트법 중에는
건강에 손상을 주는 위험한 것이 의외로 많습니다. 칼
로리를 제한하는 다이어트법에서는 제한 칼로리 이내에
서라면 무엇을 먹든 관계없다는 오해를 갖게 함으로써
건강 유지에 필요한 영양을 섭취 못하는 경우가 흔합니
다. 특히 비타민·미네랄·항산화물질·파이토 케미컬
등의 질병 예방·개선에 불가결한 영양이 부족한 현상
이 생기곤 합니다.

먹고 싶은 것을 마음껏 먹고도 다이어트가 되는 방법
이 있는데, 이것의 비결은 취침 전에 배설을 자극하는
정제(錠劑)나 파우더를 복용함으로써 먹은 음식물이 흡
수되기 전에 배설되도록 하는 것입니다. 이 방법은 식
습관을 바꾸기 싫어하는 사람에게 인기가 높습니다. 그
러나, 이것 역시 생체에 필요한 영양을 충분히 섭취하
지 못하게 하므로 위험한 방법이 아닐 수 없습니다.

더욱 위험한 방법이 「플로틴 다이어트」라는 것입니
다. 탄수화물을 일절 거부하고 고단백 식사로 빠른 시
일 안에 체중을 줄이는 이 방법은, 고기를 좋아하는 미
국 사람에게 대인기입니다. 그러나, 10년~20년의 장기

간(長期間)의 견지에서 보면 이것은 대장암·유방암·전립선암 등에 걸릴 위험이 매우 높은, 아주 위험한 다이어트법입니다.

　동물성 식품과 암의 관계는 끽연과 폐암 관계 이상으로 밀접합니다. 이 방법으로 요행히 감량되었다 하더라도 기본 건강을 해치게 된다면 다이어트에 성공했다고 할 수가 없지 않습니까 ?

나. 칼로리를 제한하면 더욱 비만해지는 이유

　섭취 칼로리를 감소시키는 다이어트법으로는 체중이 더욱 증가하는데, 그 이유는 에너지 위험에 대처하는 생체의 메커니즘이 작동하기 때문입니다. 가령, 저(低)칼로리의 다이어트를 시작하면, 생체는 기아(飢餓)를 막고자 지방을 잃지 않으려고 더욱 노력합니다. 기아의 위험이 사라질 때까지 몸은 되도록 체내의 비축 연료를 모으기에 열중합니다. 「칼로리를 제한하여 체지방(體脂肪)을 감소시키려고 그런다」 라고 생체에 타이른들 몸은 그것을 알아차릴 리가 없습니다.

　먹거리의 분량이 감소되면, 뇌의 시상하부(視上下部)에 있는 식욕과 대사를 컨트롤하는 메커니즘이 작동하여 경계 경보를 발신하면서 「에너지 위기가 발생했으니 에너지를 절약하도록!」 각 조직에 지령을 내립니다.

　그러면, 신체의 모든 대사활동은 그 활동 수준을 내

립니다. 호흡·소화·심장 활동·배설·근육의 움직임·두뇌의 활동 등의 기능이 저하합니다. 체온은 내리고, 변비가 생기거나 생리가 멎기도 합니다.

이러한 현상은 기아 상태에 대처하기 위해서 몸에 갖춰져 있는 방위 메커니즘의 작동입니다. 생체는 이렇게 해서 풍부한 음식이 들어올 때까지 에너지를 절약합니다. 이것은 마치 고속도로를 달리는 도중에 가솔린이 떨어져 갈 때 스피드를 내리고 가까운 주유소까지 서행(徐行)하는 것이나 같습니다.

그런데, 다이어트를 중단해도 에너지 절약 태세로 세팅된 몸의 프로그램은 곧 해제되지 않습니다. 정상 식사로 에너지의 연료인 음식물이 체내에 들어오는 데도 저하 태세의 대사기능은 몇 주간이고 지속됩니다. 그래서, 소비되지 않은 에너지는 빠른 속도로 지방(비축용 에너지)으로 축적되어 갑니다. 다이어트를 시행한 사람은 얼마간의 감량이 되기는 하지만, 결국 다음 단계에는 다이어트를 시작한 당초보다 더 비만해집니다.

식사 제한으로 먹고 싶은 음식을 참아오던 사람들은 일반적으로 다이어트가 끝나자 마자 게걸스럽게 먹어대는 경향이 있습니다. 이 현상은 장차 있을지도 모를 다음의 기아 상태에 대비해서, 먹을 수 있을 때 비축용 에너지를 넉넉히 확보해 두고자 하는 생체의 본능적 방위 수단입니다.

다. 날씬하고 건강한 사람들의 공통된 「생활 습관」

날씬하고 건강한 사람은 일반적으로 「얼마나 먹을 것이냐」 보다 「무엇을 먹을 것이냐(무엇에서 칼로리를 취할 것이냐)」를 중시합니다.

이 때의 선택기준이 「H ＝ N / C」의 영양방정식입니다. H(Health : 건강). N(Nutrition : 영양농도), C(Calorie : 음식의 칼로리 분량)입니다. 이것은 음식물의 대부분이 1 칼로리 당(當) 높은 영양 농도로 구성되어 있을 경우에만 가장 양질(良質, high quality)의 건강과 평생 감량이 동시에 이루어진다는, 아주 새로운 영양학 이론입니다.

알다시피, 음식물의 영양에는 칼로리원(源)이 될 탄수화물·지방·단백질 외에 식이(食餌) 섬유·파이토 케미컬·항산화물질·미네랄·비타민·오메가3지방산·식물효소 등과, 아직 이름이 없거나 발견되지 않은 물질 등, 아주 많은 것이 있습니다.

예컨대, 100 Kcal 의 살로인 스테이크와 100 Kcal 의 브록콜리를 비교하면(표11. 참조), 스테이크 무게는 33.4 gr, 부록콜리의 그것은 232.6 gr입니다. 이때, 부록콜리의 단백질은 스테이크의 약 2.2배이고, 칼슘은 약 68배, 철분은 약 10.3배, 비타민C는 약 372배이므로 모든 영양소가 부록콜리에 더 많이 포함되어 있습니다.

또한, 지방분은 스테이크의 경우 3% 이하입니다. 뚱

뚱한 사람 모두가 회피하는 지방분59)이 칼로리의 70%
를 차지합니다.

그런데 부록콜리에는 겨우 2.1% 이며, 단백질은 거꾸
로 55% 의 풍부함을 지니고 있습니다.

그리고, 스테이크에는 암·심장병·뇌졸중 등을 막아
주는 중요한 영양소인 파이토 케미컬·항상화물질이 전
혀 없습니다. 노폐물을 신속히 배설하고, 콜레스테롤치
를 내리는데 큰 역할을 하는 식이섬유는 0.9% 입니다.

무게가 있어, 먹으면 배부르고 불필요한 지방분 없이,
몸에 필요한 모든 영양을 공급하는 음식이 과연 어느
것인지 일목요연할 것입니다. 고기야 말로 강력한 영양
식품인줄 알고 있다면 그것은 아주 큰 잘못입니다.

사람이 하루 취해야 할 칼로리량은 대체로 정해져 있
습니다. 그러한 총량 중에 지방이 풍부한 고기와 유제
품 및 정제한 탄수화물 등의 칼로리량이 증가하면 증가
할수록 지방과 단순 탄수화물60)의 섭취량이 증가하고,
단백질과 기타의 영양 섭취량은 감소합니다. 불행하게
도 비만인(肥滿人)은 대개 대부분의 칼로리를 이러한 음
식물에서 취하고 있습니다.

그런데, 날씬하고 건강한 사람은 많은 칼로리를 저지
방의 식물성 식품에서 섭취합니다. 칼로리로 비교해 보

---

59) 비만과 심장병·뇌경색의 원인이 되는 포화지방.
60) 탄수화물 이외의 영양이 거의 없는 물질.

표11. 100 Kcal. 단위의 영양가 비교표

(이렇게 차이가 나는 브로콜리와 스테이크의 영양가)

영 양 소	브로콜리	기름기 없는 스테이크
단백질	13.7 mg	6.2 mg
칼슘	114 mg	1.67 mg
철분	4.42 mg	0.43 mg
마그네슘	69.8 mg	5.35 mg
칼륨	1232.6 mg	90.3 mg
식물섬유	11.2 mg	0
파이토 케미컬	매우 많다	0
항산화물질	매우 많다	0
비타민 B_1	0.28 mg	0.02 mg
비타민 B_2	0.63 mg	0.06 mg
나이아신	2.79 mg	1.44 mg
비타민 C	372 mg	0
비타민 A	930.2 IU	4.35 IU
비타민 E	4.19 IU	0.07 IU
지방	0.23 mg	7.79 mg
중량	232.6 g	33.4 g

IU는 International Unit의 약자

면, 가장 영양 농도가 높은 먹거리는 녹엽(綠葉)야채이고, 그 다음이 브록콜리(broccoli)·그린피스 등의 잎 없는 야채이며, 과일 및 탄수화물 야채(당근·호박 등)·콩류·전곡류·열매·씨앗 순서입니다.

영양 농도가 낮은 먹거리의 대표로는 쿠킹오일·버터·라드 등입니다. 마가린이나 쇼팅 등의 수소(水素) 첨가로 인해서 「트랜스 패트(trans fat, 변형 지방)」로 변질된 먹거리는 영양 농도가 가장 낮은 최악의 위험 먹거리입니다.

날씬한 몸매(slim)의 건강체가 되는 비결은 **칼로리당(當)의 영양 농도가 가장 높은 녹엽 야채를 듬뿍 먹는 일입니다.** 이러한 먹거리는 먹고 싶은 대로 아무리 먹어도 결코 비만해지는 법이 없습니다. 먹으면 먹을수록 군살이 빠지고 체중이 내립니다.

잊어서는 안 될 철칙 하나가 있습니다.

그것은 **매일 정력적으로 몸을 움직여야** 한다는 점입니다. 제아무리 올바른 음식을 지속적으로 먹는다 해도 운동을 안 하면, 도저히 날씬한 건강체를 바랄 수 없습니다.

라. 갓 짜낸 주스는 다이어트 최고의 친구

생체를 날씬하고도 균형 잡힌 건강체로 유지하려면 수분이 풍부한 먹거리를 듬뿍 먹어야 한다는 설명과 그 이유를 제3장에서 설명하였습니다. 생체에 수분을 충분히 공급하지 못하면 배설 작용이 원만하지 못합니다. 불필요한 군살로 고민하는 사람의 몸은 수분 부족으로 노폐물이 체내에 잔뜩 쌓여 있습니다. 보통 물을 아무리 마셔도 몸의 정화작용은 그 효율이 나타나지 않습니다. 신선한 야채와 과일에 포함된 생명력 넘치는 살아 있는 물을 풍부하게 섭취해야 합니다.

이러한 물에는 효소·항산화물질·파이토 케미컬·비타민·미네랄·오메가3지방산·탄수화물(당) 외에 몸의 기능을 활발하게 움직이게 하는데 필요한 각종 영양소가 듬뿍 녹아들어 있습니다. 이들 영양소는 모두 생체 정화와 배설작업에 없어서는 안 되는 것들입니다. 이들 영양을 주스로 짜내서 마시면 체내의 에너지를 소화에 쓰지 않고, 효율성 높게 모든 성분을 흡수합니다.

소화에 절약된 에너지는 그대로 정화기능 용으로 전용이 가능합니다. 주스의 풍부한 효소 및 각종 영양소는 여분의 체중으로 바뀌어 있는 노폐물을 체외로 반출하는데 쓰입니다.

매일 주스를 고정 식단으로 삼으면 배·허리·엉덩이·목덜미 등에 추악하게 붙어있는 군살이 마치 도려낸 듯이 사라지는 것을 감지할 수 있어 놀랄 것입니다.

주스는 갓 짜내야 그 효과가 있습니다. 유리병 또는 비닐봉지의 시판용(市販用)은 거의 모두가 가열·살균한 것이므로 생명력이 없습니다. 아무리 이러한 것들을 마신들 감량(減量) 효과가 없을 뿐 아니라, 소화관(管)을 막히게 하는 유해물질로 바뀝니다.

마. 주스를 마시는 방법

① 뱃속이 비어 있을 때에 마실 것.

② 한 모금 입에 넣고는, 입안에서 가지고 놀아라. 이
때 타액과 섞여진다.

③ 꿀꺽 꿀꺽 마시지 말 것.

④ 비만·당뇨에는 야채주스를 되도록 많이 마실 것.

⑤ 한번에 400~500㎖를, 하루 2,000cc 마실 것.

⑥ 야채주스는 당근만으로도 좋습니다.

또는 당근을 주로 하여 샐러리·쑥갓·시금치·진
녹색의 레터스·파슬리·양배추·물외·피망·비
츠 중에서 기호에 따라 몇 종류를 섞어도 좋습니
다.

제 **6** 장

과일 · 야채에 관한 Q & A

가령, 도살장이 유리로 되어 있어 그 무참한 광경을 보게 된다면 아무도 육식을 안 할 것이다.

비참히 죽어 가는 동물의 고통에 우리 스스로가 정말 아무 관계가 없다면, 우리 스스로에게나 동물에게나 죄책감을 느끼지 않을 것이다.

— P. 막카토니 (음악가)

과일은 사람의 몸에 뛰어난 작용을 하는 100 % 확실한 먹거리입니다. 과일을 먹으면 건강해지고 날씬해진다는 사실에「과연 저런 달콤한 것을 먹고 그렇게 될까?」「혹시 당뇨병에 걸리지 않을까?」하고 염려하는 사람이 없지 않을 것입니다. 여기에서는 여러분의 각종 질문과 의문을 해소해 드리고자 합니다.

 과일을 너무 먹으면 비만해진다는데….

 과일을 올바르게 먹으면 결코 비만은 없다.

식후 디저트로 과일을 먹지 말고, 빈속에 식사 대신으로 먹으면 비만해지는 일이 안 생깁니다. 다만, 깡마른 사람은 약간 몸이 나는 경우가 있습니다. 자연의 것을 섭취함으로써, 생체가 그 사람의 이상(理想) 체중을 꾸며주는 탓입니다.

일상 음식을 배불리 잔뜩 먹고 나서 과일을 먹거나, 또는 과일이면 무엇이든지 좋으리라는 생각에서 농축환원(濃縮還元)된 주스라든지 깡통 과일을 먹으면 아무 의미가 없습니다. 과일 먹는 법에 따르지 않을 경우에는 비만해지기도 할 것입니다. 그러나, 이 책에서 지시한 대로만 먹는다면 비만해지는 일은 없습니다.

갓 짜낸 신선한 과일주스는 몸의 배설 작용을 크게 돕습니다. 비만을 물리치려면 흰밥·흰빵·가락국수·흰설탕 등 불필요한 에너지를 몸에 축적하기 쉬운 정제(精製)식품을 먹지 말아야 합니다.

그래도 칼로리가 근심되면, 바나나 등의 단맛 나는 과일을 피하고, 그렇지 않은 것을 먹도록 하십시오.

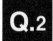 과일만 먹으면 당뇨병에 걸리지 않을까요?

 과당과 설탕은 다르다. 올바른 방법으로 먹으면 혈당치가 내려간다.

이 질문은 과일에 대한 가장 큰 오해 중의 하나인데, 과일은 옳게만 먹으면, 제아무리 많이 먹어도 당뇨병에 걸릴 염려는 전혀 없습니다.

그 이유는 이러합니다.

과일 속의 당분과 흰설탕 속의 당분은 꼭 같은 「당」

이라고는 하지만, 전혀 다른 성질의 물질이라는 사실을 똑똑히 인식하십시오.

과자 속에 포함된 정제된 흰설탕이라든지 화학적 처리로 추출된 인공 포도당은 그것이 체내에 들어가자마자 재빨리 장벽(腸壁)에 흡수되면서 혈당치를 급상승시킵니다. 그로 인해서 몸은 혈액 속의 당을 세포에 빨리 운반코자 인슐린의 대량분비를 췌장에 요구해서, 급상승한 혈당을 정화시키고자 힘씁니다. 뿐만 아니라 당분(=탄수화물) 대사에는 비타민B군(群)과 크로뮴·칼슘 등의 미네랄이 필요한데, 흰설탕에는 이러한 것들이 전혀 없으므로 부득이 체내의 비축분에서 빼어내서 보급해야 합니다.

이에 반하여, 과일의 천연당은 흰설탕보다 훨씬 복잡한 세포조직 속에 존재하는 것이므로, 그것은 서서히 혈액에 흡수됨으로써 당이 혈액에 넘치게 되지 않습니다. 또한, 과당은 인슐린의 도움 없이 세포에 흡수되므로 인슐린을 과도하게 소비하거나, 그로 인해서 췌장을 혹사시키는 일이 전혀 없습니다.

과일은 당대사(糖代謝)에 필요한 모든 성분을 과육(果肉) 속에 갖고 있습니다. 따라서, 과당은 흰설탕과는 그 성질이 전혀 다른 에너지원입니다.

수분과 섬유가 풍부한 과일은 흰설탕으로 만든 과자와는 달라서, 먹으면 배가 불러오므로 불필요한 과식을 할 수 없습니다. 또한, 과일에는 당분과 아미노산·비타민·미네랄 등의 영양이 듬뿍 들어 있으므로 뇌의 시상 하부(視上下部)에 있는 만복 중추(滿腹中樞)를 자극해서 얼마 안 먹고도 만복감을 느끼게 하는 신호가 전달돼 옵니다. 만일 과식했더라도 과자 같은 폐해는 거의 생기지 않습니다.

그리고 영어로 과당은 「프락토스(fructose)」이며 흰설탕은 「슈거(sugar)」이므로 서로 다른 물질임이 확연하지만, 일본이나 한국에서는 모두 「당(糖)」이라는 공통어를 쓰고 있는 탓에 같은 물질인양 혼동하기 쉽습니다.

밥, 가락국수, 파스타를 먹으면 얼마나 당분이 섭취되는지 알고 계십니까? 흰밥(2공기 분량) 또는 가락국수나 파스타 1인분(약100gr)에서 얻는 당은 감귤 10.8개, 바나나는 3.3개, 포도(델라웨어)의 경우 5송이, 그레이프 푸르츠이면 3.5개에 포함된 당분과 맞먹습니다.

즉, 가락국수 한 그릇을 먹거나 감귤 11개를 먹거나 꼭 같은 분량의 당을 섭취합니다. 현미 또는 전립(全粒) 밀(통밀)이나 아티쵸크의 파스타가 아닌 이상, 백미·가락국수·파스타에는 식이섬유가 없으므로 그것은 흰설탕과 꼭 같이 혈액을 급속하게 당(糖)으로 채웁니다. 거기에는 당대사에 필요한 비타민B군(群)이나 크로뮴, 칼슘이 전혀 없습니다.

그런데, 과일에는 당대사에 필요한 요소를 몽땅 갖추고 있으며, 암·심장병 예방에 유효한 식이섬유·항산화물질·파이토 케미컬 등이 풍부합니다. 녹말질 식품 모양으로 소화에 에너지를 과용하지도 않습니다.

혈당치가 높은 사람은 과일을 먹지 않는 것보다는 우선 먹어오던 흰밥·흰빵 등의 정제곡물을 현미나 전곡분(全穀粉) 음식으로 바꾸고 흰설탕을 끊는 것이 급선무입니다.

당뇨병 환자가 과일을 먹을 경우에는 반드시 검푸른 야채를 곁들여야 합니다. 왜냐하면, 식이섬유가 당을 서서히 혈액으로 들여보내는데 유효하며, 야채에 포함된 인슐린 전구물질(前驅物質)인 이눌린(inulin)은 혈당치의 균형을 더욱 높여 주기 때문입니다.

「매일 과일을 먹으면 중성지방치가 높아지면서 지방간(脂肪肝)이 될 위험이 크다」 라고 교육을 받아 온 사람이 많다고 보는데, 이것은 과일이 나쁜 것이 아니라, 과일 먹는 방법에 문제가 있었거나, 간장이 정상적으로 기능하지 않고 있기 때문입니다.

미국정부의 「다이어터리 가이드라인(dietary guide-line, 식사지침)」 에는 암·심장병·당뇨병 예방을 위해서 하루에 적어도 5서빙의 과일이나 야채를 먹도록 권장할 정도입니다. 일본에서도 「과일 클리닉」 으로 유명한 도조노 히사요시(外園久芳) 박사는 당뇨병 환자에게 과일을 듬뿍 먹도록 함으로써 인슐린 투여를 중지할 수 있는 단계로 증세를 호전시키고 있습니다.

생야채는 소화가 안 된다는데…?

A 가열한 야채는 효과가 없다.

만약, 그 말이 사실이라면,「불」을 발견하지 못하고 있던 몇 백만년 전의 우리 조상은 내내 소화불량에 시달리고 있었단 말입니까? 그렇지 않으면 인류는「불」을 발견한 이래로 더욱 진화한 탓에 생야채마저 제대로 소화하지 못하는 몸이 되었다는 것입니까?

지상의 코끼리·기린·얼룩소 등의 초식동물은 몇 억 년 간이나 생나무·생잎·생풀을 먹어 오고 있습니다. 그들은 가열 조리한 음식을 먹지 않고도 소화의 곤란을 겪지 않으며, 인간 보다 훨씬 건강합니다.

오랑우탄의 사료 중 80%가 나뭇잎이나 풀이고, 20%가 과일입니다. 제3장에서 설명했듯이, 인류와 조상을 공유했다가 약 600만 년 전에 인류와는 다른 진화의 길을 걸어온 침팬지의 사료 중, 과일이 50%, 녹색 풀과 잎이 40%입니다. 인간과 침팬지의 유전상의 차이란 겨우 1.23%[61]이며, 소화기관의 생리기능 및 그 구조는 거의 우리와 같습니다.

우리의 창조주께서는 인류에게도「생것」[62]을 먹고

---

61) 'Nature' 2002년 1월호.

제대로 소화·흡수할 수 있는 생체를 주시어 약 15억년의 기나긴 세월에 걸쳐서 인류 및 발생학적으로 조상을 같이하고 있는 생물은 모두, 「생것」을 먹거리로 삼고서 진화(進化)해 왔습니다.

인류가 불을 발견한 이래의 역사는 약 50만년이며, 불로 가열하여 조리한 음식을 먹게 된 역사는 겨우 몇천년입니다. 기절초풍할 기나긴 15억 년에 걸친 인류 진화 역사에 비하면 인류가 야채(草·木·葉)를 가열 조리해서 먹어온 역사란 15억 년의 수 십만 분의 1에 불과합니다.

먹거리를 가열·조리해서 먹어온 탓으로 날것을 소화할 수 없도록 몸의 구조가 변했다고 하기에는, 불과 수천년의 역사로서는 너무나 짧은 기간이라는 점을 인류학자들은 하나같이 지적하고 있습니다.

아주 오랜 세월 동안 인류는 야채를 날것으로 먹고, 그것을 제대로 소화하여 늠름하고도 강인한 생체를 유지해 가기 위한 필요 영양을 충분히 섭취해 왔습니다. 우리는 그 유전자를 그대로 이어 받고 있습니다. 우리 몸의 구조나 기능은 여전히 들판과 산악을 헤매면서 불을 쓰지 않고서도 소화될 먹거리를 찾아다니던 후기 구석기 시대 이전(40,000 ~ 10,000 년 전) 그대로 입니다.

또한, 조물주께서 우리에게 제공해 주신 「날것의 먹거리」에는 그것을 제대로 소화·흡수할 수 있는 놀라

---

62) 'Nature' 2002년 1월호

운 성분이 포함되어 있습니다. 그것이 바로「효소」인데, 이것은 강력한 생화학 물질로서 먹거리가 생체에 들어오면 체내에서 일어나는 대사반응을 촉진함으로써 단백질·지방·탄수화물을 소화하는 작용을 돕는 촉매입니다. 소화기 되지 않는다는 식물섬유까지도 그것이 가열되어 있지 않다면 그것을 분해하는 효소가 그 속에 있다는 사실이 최근 연구에서 밝혀졌습니다.

그런데, 먹거리가 47.7℃ 이상의 열로 가열되면, 이들 천연효소는 파괴되고, 다시 54.4℃에서는 사멸됩니다. 인체는 위·간장·췌장·장 등에서 소화효소를 분비하여 소화작업을 진행하는데, 먹거리에 포함된 기능적 효소(식물효소)가 사멸되면 소화가 제대로 안 됩니다. 소화되지 않은 물질이 곧 장내(腸內)를 오염시키면 질병이 생겨나게 됩니다.

이들 장기에서 분비되는 효소는 본래, 소화보다는 질병을 예방하면서 건강상태를 최상으로 유지하는 대사기능을 우선하는 물질이므로, 이것을 소화 과정에서 충당하게 되면, 각 장기로서는 크나큰 부담이 됩니다. 따라서 이러한 현상이 오래 계속된다면 매우 과중한 부담이 가중(加重)되어 생체는 서서히 손상되면서 노화가 촉진됩니다.

평생 동안 제조되는 효소의 분량은 정해져 있습니다. 제 3 장에서 설명했듯이, 그것은 마치 이 세상에 태어나자 마자 주어진 은행예금과도 같은 것입니다. 이 예금에는 이자가 붙지 않습니다. 그것을 어떻게 절약하고 효율적으로 사용해 가느냐가 각 개인의 질적(質的) 건강과 그 기간을 결정짓는 포인트입니다. 가열 위주의 식사를 하게 되면 체내에서 제조되는 효소를 소화작용에 대량 충당해야 하므로 독소의 배설·면역기능의 활성화·질병의 예방·침입한 유해물질의 격퇴용으로 쓰일 대사효소가 대폭 감소되는데, 이렇게 되면 건강의 질(質)이 저하되면서 수명이 단축됩니다. 효소예금 잔액이 바닥나게 되면 죽게 됩니다.

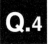 생야채나 생과일은 몸을 차갑게 한다는데…?

 일시적으로 그러한 현상이 있을지라도, 그것은 호전반응의 증거이다.

이것은 아주 근시안적 견해인 동시에, 일대 오해입니다. 가령, 과일이나 야채가 몸을 차갑게 한다면 알래스카의 채식주의자들은 몽땅 냉증으로 고생할 것입니다. 그러나, 조사한 바로는 한랭지인 앵커리지에서는 냉증으로 고생하는 채식주의자는 한 사람도 없을 뿐더러, 그들 전원이 놀라운 건강과 높은 활력을 향유하고 있다는 보고입니다. 그들의 2/3는 먹거리의 50%이상을 날것으로 먹고 있으며, 1/3은 먹거리의 75%가 날것이었습니다. 조사에 응한 사람 중의 90%는 채식 경력이 아주 길었으며, 6개월이라는 사람은 겨우 10%이었습니다.

몸이 차가워진다는 오해를 갖게 되는 이유는 날것의 과일·야채로 식사를 바꾼 당초에는 추위와 몸의 냉증을 경험하게 되는 사람이 흔하기 때문입니다. 일시적 냉증은 수분이 풍부한 과일이나 야채를 대량 섭취하게 되면, 오랜 기간에 걸쳐서 몸에 쌓였던 독소를 배설하기 위한 작업(호전반응)이 나타나기 때문입니다.

과일이나 야채에 포함된 풍부한 물과 효소 등의 활발한 생명력의 활동으로 대부분의 에너지를 대청소(해독) 작업에 동원하게 되므로 몸을 따뜻하게 하는 에너지가 일시적으로 저하합니다.

평소에 비해서 힘이 없고, 피로감, 원인 모를 각종 증상 등을 경험하는 사람도 있습니다. 이때, 날것의 과일이나 야채를 풍부하게 섭취하는 이 프로그램이 자기에게는 적합하지 않다고 지레 짐작하는 사람이 없지 않습니다. 한방의사는, 날것을 과중하게 섭취한 탓으로 췌장이 양부족(陽不足)되었으니, 몸을 따뜻하게 할 고기를 먹으라고 권할지도 모릅니다. 그러나 한방이나 「마이크로비오틱스」63)에서 보는 음양론(陰陽論)의 편견에 휘둘려서는 안 됩니다.

최근 구미(歐美)의 한방연구과학자 중에는 「날것」의 중요성을 인정하는 사람이 많습니다. 그들은 가시적(可視的) 증상과 눈에 보이지 않는 체내의 프로세스는 분명

---

63) 마이크로비오틱스 *(microbiotics).*

히 다르다는 사실을 과학적으로 지적하고 있습니다.

수분을 풍부히 포함하는 식생활로 바꾼 당초에, 몸의 냉기를 느낄 경우라 해도 짧게는 10여 일에서 수개월, 또는 1년 내에 몸이 따뜻해 옴을 느낄 것입니다.

체내에서 독소가 제거됨에 따라서 동맥의 막힘이 열리면서 혈행이 왕성해지면, 몸이 따뜻해지고 자연히 활기찬 건강상태가 됩니다.

나는 「내추럴 하이진(Natural Hygiene)」의 식생활로 바꾸기 이전에는 극단적 냉증이었습니다. 그러던 것이 현재는 겨울에도 몸이 더워서 스웨터를 입을 수 없습니다. 내가 지도한 사람들 중에, 냉증을 호소하던 사람들 모두가, 혈행이 왕성해지고 몸이 덥다고 합니다. 이와 같은 경험자가 세계에 부지기수로 넘쳐 있습니다.

식사를 바꾼 당초에 느끼는 이 냉기(冷氣)를 쫓는 방법이 있습니다. 몸을 따뜻하게 하는 생강·고추·카레 등의 허브나 스파이스를 각종 음식에 쓰고, 적당한 운동을 활발히 계속하면서 몸을 움직이는 일입니다. 허브나 스파이스에는 암이나 심장병에 아주 유효한 「파이토케미컬」이 많아 화제에 오르고 있습니다. 그러나 이것들을 대량 사용하면 소화기관이 상할 수도 있으므로 주의해야 합니다.

냉장고에 넣었던 과일이나 야채를 그대로 먹으면, 당연히 몸은 일시적이나마 차가워집니다. 10℃ 이하로 식혔던 것이 약 37℃의 체내로 들어오므로 당연한 현상입니다. 이것을 피하려면, 냉장고에서 꺼내 두었다가 먹으면 됩니다.

Q.5 농약 문제로 야채보다는 고기·생신을 많이 먹는데….

A 동물성 식품이 야채·과일보다 더 오염되었다.

일반적 정보에 흔들려서는 안 됩니다. 사실은 식물성 식품 보다 동물성 식품이 **훨씬 많은 농약을 함유하고 있습니다.** EPA[64] 간행의「농약 감시 저널」이라든지 FDA[65]의 연구로는 우리 체내의 주요 잔류 농약원(源)이 바로 동물성 식품임을 확실하게 밝히고 있습니다.

세계적으로 유명한 환경학자인 J. 로빈즈 박사 역시 모든 유해한 잔류농약의 95~99%는 고기·생선·유제품·달걀에서 체내에 들어온다고 언명하였습니다. 그의 조사에 따르면, 고기는 녹엽(綠葉)야채의 7.8배, 과일의 10.4배, 콩류의 10.8배, 알곡류의 35.1배, 근채류(根菜類)의 40.1배, 감자의 93.7배나 되는 농약을 포함하고 있다는 것입니다.

일본의 조사에서도 생선에 포함된 유해물질 PCB[66]

---

64) 미국 환경보호국(局) Environmental Protection Agency.
65) 미국 식품의 약품국(局) Food and Drug Administration.
66) 폴리염화비페닐(Polychloinated Biphenyl.

는 녹엽야채나 쌀의 9.5배, 콩류의 85.7배, 과일의 200
배, 감자나 잡곡류의 600배임을 밝히고 있습니다[67].

우리가 잔류농약이 있는 야채를 먹을 경우에는 우선
몇 번이고 물로 씻어서 먹는데 비해서 식용(食用)동물은
그것을 사료로서 그대로 먹습니다. 이들 각종 농약은
동물의 지방조직 또는 근육조직 속에 축적되어 가면서
그 농도가 높아가기만 합니다. 동물 고기를 먹은 사람
들은 자기 지방조직 속에 동물 체내에 축적되어 있던
고농도의 농약을 그대로 섭취해서 축적해 가고 있습니
다.

동물성 식품을 먹는 엄마의 모유로 자라는 아기는 인
류 중에서 가장 고농도의 농약을 섭취하고 있는 셈입니
다. EPA라든가 「미국 대통령 환경분석 자문위원회」의
조사로는 미국 각지의 육식 여성 중의 99~100%의 모
유에서 농약이 검출되었으며, 가장 강렬한 발암물질인
「젤드린」은 허용량의 9배, PBC는 10배나 된다고 밝
힌 바 있습니다.

여성 채식주의자의 모유 평균 농약오염 수준은 미국
인 여성 전체에 비해서 겨우 1~2 %에 불과합니다. 이
사실은, 채식 위주의 식사가 잔류농약 섭취를 얼마나
감소시키는가를 여실히 나타내고 있습니다.

유기(organic)식품만을 먹는다면 농약 섭취량을 훨씬
감소시키겠지만 가격이 비싸니 경제적 문제 등으로 지

---

67) 「日經헬스」 1998. 12月호.

속적 실천이 어려울 것입니다. 그렇다고 해서, 야채나 과일 섭취를 단념해서는 안 됩니다. 비록, 수퍼마켓의 과일·야채·전곡류·열매·씨앗류를 먹는다 해도, 고기나 생선·우유·유제품을 먹는 것보다는 잔류농약의 섭취량이 훨씬 적기 때문입니다.

이들 식물성 식품에는 날씬한 몸매와 건강한 체구를 가꾸는데 필요한 각종 요소가 몽땅 포함되어 있습니다. 세포의 산화를 막는 항산화물질·발암물질과 싸우거나 배제하는 파이토 케미컬·식이섬유 등등, 동물성 식품에는 전혀 없는 이들 중요한 성분이 식물성 식품에 풍부하다는 사실을 부디 명심하기 바랍니다.

 고기를 먹어야 스태미나가 붙는다는데…?

A 그럴 듯하게 지레 짐작해서는 안 된다.

고기를 먹어야 에너지가 나는 듯이 느끼는 것은 고기가 에너지를 공급하는 것이 아니라, 고기에 있는 요산(尿酸) 및 그 화학성분이 교감신경을 강하게 자극하기 때문입니다.

이로써, 마치 카페인을 섭취했을 때 모양으로 기분이 고양(高揚)됩니다. 그러나, 생리적으로는 이들 고기류를 원활하게 분해·흡수하지 못하므로, 이것을 소화하기

위해서는 많은 에너지가 소비되기 때문에 만성적 피로
를 느끼게 됩니다.

「피로에 지쳤을 때에는 스태미나가 붙는 고기를…」
이라는 흔한 유행어를 그대로 믿는다면, 머지 않아서
피로와 더불어 체내에서 배설되지 못한 노폐물·유독물
질의 축적으로 말미암아, 어느 사이에 동백경화·심장
질병·암 등의 발병 일보 직전에 와 있음을 깨닫게 될
것입니다. 고기를 먹어야 스태미나가 붙는 다는 말은
생리학·영양학 면에서도 근거가 없는 환상에 불과하다
는 사실을 아십시오.

Q.7 생야채가 몸에 좋다는 근거는 무엇인지?

 생체는 「생명 있는 물」 과 「생명력(효소)」 이 풍부
한 먹거리를 갈구한다.

지구상에 생식(生息)하고 있는 생물 중에, 가열 조리
(調理)한 먹거리를 상식(常食)하고 있는 것은 오로지 인
간뿐입니다. 자연계의 동물은 불로 익힌 먹거리를 먹는
습관이 없습니다. 이러한 생물은 인류가 안고 있는
암·심장병·뇌졸중·당뇨병·골다공증·관절염·각종
알레르기 등으로 고생하는 일이 결코 없습니다.

그 이유는, 그들은 효소가 듬뿍 포함된 날것을 먹기
때문입니다. 날것은 소화 과정에 대사효소가 필요치 않

으므로 면역기능이 높아짐으로써 질병 예방에 만전을 기할 수 있기 때문입니다. 가열 조리한 먹거리에서 오는 식물효소 부족과 스태미나 부족으로 늘 골골하는 상태 사이에는 뚜렷한 상관관계가 있습니다.

이 책에서 권장하는 「수분과 효소가 듬뿍 있는 과일·야채를 되도록 많이 먹는 일」이야 말로 참다운 건강을 유지해 가는 불변의 법칙입니다.

이것을 증명할 또 하나의 사실은, 신선한 생과일이나 야채는 매우 높은 에너지를 내므로, 그것을 먹으면 생체의 에너지를 높이는데 아주 큰 효과가 있다는 점입니다.

우주에 존재하는 만물(萬物)은 에너지를 방출합니다. 그 에너지는 특수한 장치로 측정 가능한데, 연구에 의하면, 신선한 생과일이나 야채에서 방출되는 에너지는 우리 몸에서 방출되고 있는 에너지보다 그 수치가 훨씬 높다는 것입니다.

한편, 고기·생선·달걀·우유는 물론이요, 불로 살짝 익힌 야채일지라도 이 장치로 측정하면 에너지의 방출이 증명되지 않습니다. 불을 쪼이게 되면 「산것」은 모조리 그 생명을 잃고 죽기 때문입니다.

야채를 가열하면 반(半) 이상의 비타민이 상실되고, 미네랄은 뜨거운 물이나 김으로도 상실되거나 화학변화를 일으켜서 영양 가치가 없는 물질(inorganic, 무기물)로 변질됩니다.

가열에 따르는 혜택이 없는 것은 아닙니다. 예컨대, 가열한 토마토는 날것 보다 전립선암 예방에 유효한 「파이토 케미컬」·「리코핑」이 풍부해지며, 최근에는 당근을 가열해서 퓨레상태로 하는 편이 생당근 보다 3배나 많은 후라보노이드(항산화물질의 일종)가 생긴다는 사실이 밝혀졌습니다.

항산화물질은 활성산소가 세포를 침해해서 생기는 난치병을 막는데 아주 유용한 물질입니다.

 식물유 역시 좋지 않다면, 야채 조리에 무엇을 써야 하는지?

A 있고 말고요. 그것을 가르쳐 드리겠습니다.

내가 실행하고 있는 몇 가지 방법은 이러합니다.

야채를 데칠 때에…

① 소량의 기름(고온에 견디는 캬노라유)으로 데치는데 지글대면서 탈 경우에는 물을 약간 붓습니다. 이렇게 하면 프라이팬이나 냄비가 100℃로 유지됩니다. 불을 끄고 마늘을 담아두었던 플라크스유나 아마인(亞麻仁)유로 맛을 냅니다.

② 소량의 물을 끓여서 그 수증기로 데친 후, 약간의 참기름으로 맛을 냅니다.

기름을 가열하면 극히 유해한 산화물질로 변하는데, 이것이 암·심장병·뇌졸중을 일으킬 요인으로 작용합니다. 최근 미국에서는 자연식 식당만이 아니라, 일류 레스토랑에서도 이러한 방법으로 조리를 합니다.

예컨대, 부추·콩나물은 중불에 큰 스푼 1~2의 물을 넣고 수증기로 익혀서 소금, 후추, 감염(減鹽)간장 등으로 맛을 내면 맛있습니다. 기름 맛을 바라는 사람은 불을 죽이고 참기름을 약간 섞습니다.

당근이나 양배추, 피만 등의 약간 굳은 야채는 뚜껑을 덮고 찝니다. 청채(靑菜) 등은 다른 야채가 부드러워졌을 때에 넣고 약간 찐 후에 소금, 후추, 감염간장 등으로 맛을 냅니다.

기름을 쓰지 않고도 야채 고유의 수분으로 맛있게 조리가 됩니다. 기호에 따라서 녹말물로 맛을 낼 수도 있습니다. 캬노라유를 쓰십시오. 스프레이식(式)의 것을 쓰면 극히 소량의 기름으로도 조리할 수 있습니다

이러한 드레싱은 어떨지

최근에는 넌·오일(non-oil)타입의 것도 시판하고 있으나, 보존제(保存劑), 첨가제(添加劑)가 포함되지 않은 안전하고 건전한 것 몇 가지를 소개합니다.

모든 재료를 믹서나 커피 글라인더에 거치기만 하고 5~6 일은 냉장고에 보존이 가능합니다. 이러한 드레싱으로 점심이나 저녁에는 꼭 생명력 풍부한 녹엽야채 샐

러드를 만들어 듬뿍 드십시오.

건강과 장수에 가장 유용한 먹거리는 녹색 야채뿐임을 항상 명심하기 바랍니다. 녹색 샐러드 야채는 우리 몸을 암·심장병 등의 난치병에서 지켜주는 항산화물질·파이토 케미컬·칼슘 등이 풍부한 보고(寶庫)입니다.

미국에서는 녹엽야채의 섭취량이 급증하고 있습니다. 일본인의 녹엽야채 섭취량은 미국인의 50% 밖에 안 됩니다. 일본에서는 포테이토 샐러드나, 마카로니 샐러드 밖에 모르는 사람이 대부분인데 앞으로는 날것 그대로의 녹엽야채 샐러드를 더 많이 먹는 습관을 갖도록 노력하십시오.

① 그레이프 푸르츠 간장 드레싱

그레이프 푸르츠 주스 1/2개 (또는, 오렌지 주스 1 및 레몬즙 큰스푼 2), 대파 1(잘게 쓸것), 생강즙 약간을 믹서로 간다 (이하 ②~⑫ 역시 같음).

② 오렌지 · 참깨 드레싱

①의 재료 중에서 파와 생강 대신에 자소(紫蘇)잎 1~2장을 쓴다.

③ 오렌지 · 타히니 드레싱

오렌지 주스(또는, 그레이프 푸르츠 주스) 1컵, 타히니(또는 잘 씻은 참깨) 큰스푼 2, 샐러리 1, 마늘 1(기호에 따라서). 샐러리로 맛이 나지만, 그것으로 부족한 사람은 감염(減鹽)된장이나 감염간장을 약간, 또는 다시마 가루를 약간 뿌린다.

④ 토마토 · 아보카드 드레싱

완숙 토마토(대)1, 샐러리 1, 레몬즙 큰 스푼 2, 당근 1/2, 아보카드 1/2, 감염간장 또는 다시마 가루 약간.

⑤ 크리미 이탈리안 드레싱

완숙 토마토 (대) 1, 아보카드 1, 피만 1, 레몬즙 1, 긴 파 1.5 ㎝, 바질(또는 오레가노)은 잘게 썰어서 작은 스푼 1, 무염(無鹽) 시즈닝 약간.

⑥ 토마토 · 피만 드레싱

완숙 토마토 (대)1, 피만 1/2, 시즈닝 또는, 감염간장 약간.

⑦ 사우전 아일랜드 드레싱

소금 없이 생아몬드 (또는 카슈넛)를 글라인더로 가루낸 것을 100gr.,완숙 토마토(중) 1, 빨간 피만 1/2, 물오이 1/2, 감염간장 또는 시즈닝 약간.

⑧ 물오이 드레싱

물오이 5~6, 무염의 생아몬드 (또는 카슈넛)를 글라인더로 가루 내어 큰 스푼 4, 레몬 즙 큰 스푼 4, 감염간장 또는, 시즈닝 약간.

⑨ 아보카드 오니언 드레싱

아보카드 (대) 1, 레몬즙 큰 스푼 2, 잘게 썰은 파 큰 스푼 1, 잘게 썰은 파세리 큰 스푼 1. 잘게 썰은 양파 큰 스푼 1, 시즈닝 약간.

⑩ 두부 드레싱

으깬 두부 225 gr., 그레이프 후르츠 주스 큰 스푼 3, 오레가노 작은 스푼 1/2, 시즈닝 작은 스푼 1/2, 흰후추 작은 스푼 1/8, 으깬 마늘 약간.

⑪ 타히니 드레싱

타히니 1컵, 물 큰 스푼 2, 레몬 즙 1/2 컵, 현미시럽 1/4 컵, 크밍시즈 가루 작은 스푼 2, 썰은 생 바질 큰 스푼 2, 으깬 마늘 큰 스푼 1.

⑫ 세서미 · 가릭 드레싱

날 참깨 큰 스푼 2~3, 레몬 즙 1/2개 분, 물 큰 스푼 2~3, 으깬 마늘 약간, 감염간장 약간.

초(超)건강 마요네즈 만들기

일반 마요네즈에는 불안정하고 산화하기 쉬운 불건전한 지방분이라든가, 생체에 불필요한 콜레스테롤이 대량 포함되어 있습니다.

콜레스테롤은 우리 생체 내에서 만들어지는 물질인데, 동물성 식품에서 섭취한 것은 생체에서 쓰여지는 것과는 그 질이 다르므로 귀중한 에너지를 소비해서 이것을 배설해야 하므로 우리 몸에 불필요한 것입니다. 이것을 배설하는 분량보다 섭취하는 분량이 많으면 여분의 콜레스테롤이 동맥의 내벽에 쌓여 가는데, 그것은 결국에는 심장병·뇌경색 등의 원인으로 작용합니다.

시판용의 마요네즈에 비해서 훨씬 건전하여 몸에 좋고 안전한 대용품 몇 종류를 소개합니다.

① 카슈네즈

카슈넛(날것, 무염) 100gr., 레몬 즙 1, 물 큰 스푼 2~3, 디죤 마스타드 큰 스푼 1~2, 시즈닝 작은 스푼 1/2, 넛트를 분말 내어서 나머지 재료를 믹서로 섞는다 (이하, ②~③도 같음).

② 아모네즈

카슈넛 대신에 아몬드를 사용 (아몬드는 열탕에 2분간 담갔다가 꺼내어서 껍질을 벗긴 후에 사용).

③ 세서미네즈

생 참깨, 오렌지 주스를 사용.

④ 아보네즈

아보카드(대) 1, 디죤 마스타드 작은 스푼 1, 레몬 즙 약간, 포테이토 샐러드를 만들 때에는 찐 감자와 밥밑 콩과 잘게 썰은 대파를 아보네즈로 뒤섞는다.

⑤ 세서미 피넛 소오스

으깬 생 참깨 큰 스푼 2, 무당(無糖) 피넛버터 큰 스푼 3, 으깬 마늘 작은 스푼 1, 그레이프 후르츠 주스 큰 스푼 4, 싱거운 간장 큰 스푼 1, 라유(油) 작은 스푼 1/2, 물 큰 스푼 2~3, 재료를 믹서로 간다.

《보충 메모》

◎ 열매를 매식(每食)에 사용하면 심장병의 위험도를 37~57% 감소시킵니다 (*'British Medical Journal'* 1988).

◎ 열매나 씨앗류를 사용할 경우에는 2~8시간 물에 불려서 싹을 내어서 씁니다.

　　이렇게 하면 효소억제 인자(因子)가 제거되므로 소화가 잘 됩니다

Q.9 야채의 비타민A, 비타민E 등의 지용성(脂溶性) 비타민은 기름과 더불어 먹어야 하지 않겠는가?

A 그것은 시대에 뒤진 영양학 지식이다.

지용성 비타민을 풍부히 포함하고 있는 시금치나 당근 등은 기름에 데치거나 기름이 섞인 드레싱으로 먹어야 흡수가 잘 된다고 배워왔는데, 이것은 **옛날 영양학**입니다. 야채에는 지용성 비타민 흡수에 필요한 지방이 포함되어 있으므로 굳이 식물성 기름과 더불어 먹을 필요가 없습니다.

자연계의 동물은 나뭇잎이나 풀을 데치거나 드레싱과 더불어 먹지 않아도 지용성 비타민 부족 현상이 전혀 없다는 사실로도 증명됩니다.

식물유는 식물을 정제(精製)해서 뽑아낸 기름인데, 이것은 자연계에 존재하지 않는 극히 불안정한 성질의 물질입니다. 그런데 이것은 활성산소를 만들어 암·심장병·뇌경색 등의 요인이 되는 아주 위험한 물질입니다.

우리 몸에 필요한 지방 대부분은 몸에서 자연히 만들어집니다. 몸이 만들어 내지 못하여서 먹거리로 섭취하는 지방(필수 지방산)은 신선한 과일·야채·열매·씨앗·정제하지 않은 전곡류(全穀類)·콩류·해조(海藻) 등에 풍부합니다.

Q.10 매일 아침에 과일만 먹는다면 싫증이 날 터인데…

A 싫증이 안 나는 조리법을 소개합니다.

매일 아침 감귤이나 사과 또는 바나나만을 단품(單品)으로 먹게 되면 싫증이 나는 사람도 있을 것입니다. 그러나 과일을 먹는 데는 여러 가지 방법이 있습니다. 과일 샐러드나 스므지를 만들어 먹거나, 과일과 열매·참깨 또는 아보카드와 섞는 등, 그 방법은 많습니다. 다음에 소개하는 방법을 참고하십시오. 섞어 먹는 방법은 **많습니다.** 창조적 먹는 법을 엮어내는 재미도 괜찮습니다.

과일은 상추·배추·셀러리·물오이·피만 등의 날 야채나 열매·씨앗류와 조합해도 소화에 부담이 안 갑니다. 제3장의 원칙에서는 「과일은 다른 것과 섞어 먹지 않는다」라고 되어 있지만, 중환자를 제외한 많은 「내추럴 하이진」 실천자가 과일과 소량의 열매나 씨앗을 섞어 먹고 있는 데도 아무 문제가 없습니다. 왜냐하면, 열매나 씨앗 역시 과일과 같은 성질의 것이기 때문입니다.

한창 커 가는 어린이들에게 아침식사로 과일과 열매·씨앗을 섞어 먹이면 단백질의 보급(補給) 효과가 큽니다. 아보카드는 바나나라든지 감·포도·드라이 푸르츠 등의 단맛 나는 과일이 섞이지 않도록 주의하십시오. 소화에 부담이 가기 때문입니다.

아래의 조리 재료는 모두 1인분입니다.

푸르츠 드링크 만드는 법

① 스트로베리 스무지

사과 또는 오렌지 주스 1컵, 냉동 바나나 1~2, 냉동 딸기 1컵, 이것들을 믹서로 뒤섞는다.

② 세서미 · 오렌지 · 디라이트

큰 스푼 4~5의 날참깨를 물에 2시간 담갔다가 글라인더로 으깨서, 오렌지 주스 1컵을 붓고, 다시 1~2분 뒤섞는다.

③ 아몬드 밀크를 기반으로 한 스무지

하룻밤 물에 잠겨 둔 생아몬드 30 gr.을 열탕에 2분간 담갔다가 껍질을 벗겨내고 믹서로 가루를 낸다. 물 1컵, 메풀시럽 작은 스푼 1/2, 바닐라 에센스 몇 방울을 첨가해서 2~3분간 휘젓는다. 이것에다 냉동과일 (아무것이나)을 넣고 믹서로 으깨면 여러가지 스무지가 된다.

④ 베리릿치 스무지

아몬드 또는 카슈넛, 또는 하룻밤 물에 잠겨 싹이 난

해바라기 씨앗 300gr.을 믹서로 가루를 낸다. 오렌지 주스 1컵, 바나나 1을 넣고 매끄러워 질 때까지 으깬다.

푸르츠 샐러드

① 봄철의 푸르츠 샐러드

딸기 1컵 (슬라이스), 키위 1~2개 (슬라이스), 과육(果肉)을 떼어낸 오렌지 1, 모나게 썬 셀러리 1에다가 가루를 낸 큰 스푼 1~2의 해바라기 씨앗 (또는 아몬드나 카슈넛)을 넣는다.

② 여름철의 푸르츠 샐러드

복숭아 2(슬라이스), 자두 2 (슬라이스), 포도(델라웨어) 1컵을 합쳐서 기호에 맞는 푸르츠 소스(⑤참조)를 붓는다.

③ 가을철의 푸르츠 샐러드

감 1 (슬라이스), 바나나 (대 1), 배 (대 1), 모나게 썰은 셀로리 1, 하루 밤 동안 물에 담궜던 레즌 큰스푼 1~2를 유리 그릇에 담고 푸르츠 소스(⑤참조)를 붓는다.

④ 겨울철의 푸르츠 샐러드

사과 1 (슬라이스), 바나나 1~2 (슬라이스)를 합친 것에다가 믹서로 으깬 연시를 섞고, 부순 호두(큰 스푼 1~2)를 뿌린다.

⑤ 푸르츠 소스

무화과(無花果), 데츠, 푸른 파인애플, 망고 등의 기호에 맞는 건과(乾果)를 하룻밤 물에 담궜다가, 이것을 믹서나 글라인더에 걸어서 소스 상태로 만든다.

⑥ 바나나와 데츠의 샐러드

잎 넓은 상추 3~4를 찢어서 접시에 깔은 후에 슬라이스한 바나나 (1~2)를 얹고, 그 위에서 씨를 발라내어 잘게 썬 데츠를 뿌린다.

⑦ 월드흐 샐러드

모나게 썬 사과 (2), 모나게 썰은 셀로리 1, 으깬 레즌 및 호두 (각기 큰스푼 2), 레몬즙 큰스푼 1을 섞는다.

⑧ 망고와 아보카드의 샐러드

망고 1, 아보카드 1, 빨간 피만 1을 각기 모나게 썰고, 둥글게 썰은 생아스파라가스 3, 으깬 샨츠아이 (또는 코리안더 잎) 1/2 컵, 라임 주스 1을 섞어서 상추를 깐 접시에 담근다. 망고가 없으면 복숭아도 좋다.

⑨ 그레이프 푸르츠와 아보카드의 샐러드

상추 5~6을 접시에 깔고, 과육을 도려낸 그레이프 푸르츠 (1~2개)와 빗꼴로 썬 아보카드 1을 그 위에 보기 좋게 얹는다. 오렌지를 첨가해도 좋다.

⑩ 빨갛고 푸른 푸르츠 샐러드

상추 (3~4잎)를 깐 접시에 세로로 둘로 쪼갠 딸기 1컵. 둥글게 썬 키위 (2~3개), 모나게 썬 아보카드 1개를 모양 좋게 배치한다.

푸르츠 디저트 만드는 법

① 사과와 배로 만든 푸딩

잘게 다진 사과와 배(각기 1컵), 하룻밤 물에 담가두었던 레즌 1/4 컵, 슬라이스한 바나나 1(감 1로 대용도 됨), 사과 주스 1/4 컵, 아몬드 가루 큰 스푼 1, 시나몬 약간. 이상의 재료를 합친 것으로 OK !

② 피치데라이트

카슈넛, 아몬드 또는 해바라기 씨앗 80~90gr. 을 분말로 내고, 여기에다가 복숭아 2~3개를 첨가해서 크림 모양이 되도록 젓는다.

③ 키위 크림

참깨, 아마인(亞麻仁)을 각기 큰 스푼 1에다가 해바라기 씨앗 60gr.을 첨가해서 2~3시간 물에 담가 둔다. 이것을 믹서로 으깬 다음에 키위 3개. 데츠 1개를 첨가해서 크림 모양이 되도록 휘젓는다.

④ 바나나 아이스크림

믹서에다가 둥글게 썰은 냉동 바나나와 오렌지 주스 (또는 사과 주스)를 소량, 데츠 1~2 알을 첨가해서 아이스크림 꼴이 될 때까지 휘젓는다. 거기에다가 기호에 맞는 후르츠 소우스를 붓고, 으깬 호두 또는 페캉넛을 뿌리면 아이스크림 선디가 된다.

제 7 장
나의 일상생활과 조촐한 소망

건강은 우연히 오는 것이 아니라, 생활 습관을 과감하게
고침으로써 필연적으로 얻을 수 있는 것이다.

— R. 멘델손 (의학박사)

가. 나의 생활 스타일
— 후회 없는 삶을 위한 식생활

나의 하루는 운동으로 시작합니다. 그 메뉴는 조깅(평일 5Km, 주말 10Km) 및 체육관에서 근육운동을 한 후, 20분의 명상을 하고 샤워. 상쾌한 기분으로 근무합니다.

나의 일이란,「평생 날씬한 체형을 균형 있게 유지하면서 질병 없는 건강체를 지니기」위한 라이프 스타일(Life Style) 지도와 건강과 영양에 관한 카운셀링입니다. 미국과 일본을 빈번히 왕래하면서 강연과 건강에 관한 지도를 하고, 간간이 원고를 쓰는 한편, 영양생화학(榮養生化學)·의학·건강 분야의 최신 정보를 검증하는 시간과의 싸움입니다.

시간에 쫓기는 이러한 격무가 계속되지만, 조금도 피로를 느끼지 않습니다. 나 자신이 슬림하고 건강한 모델임을 자부합니다. 외출하면 남들이 흔히 묻곤 합니다. 「어째서 그렇게 건강합니까?」「뭣하기에 그렇게 날씬합니까?」「무슨 비결이 있기에 피부가 그렇게 곱고 윤이 납니까?」「화장품은 무엇을 씁니까?」….

18세기의 영국 시인 W. 쉠스톤은 이렇게 말했습니다.

'건강이란 아름다운 일이다. 사람은 가장 완벽한 건강 상태일 때 가장 아름답다.'

건강하기만 하면 누구나 아름답고 빛납니다. 나는 이 사실을 「내추럴 하이진 (Natural Hygiene)」의 프로그램을 공부하고서 확고하게 인식하였습니다. 제1장에서 언급했듯이, 10대 때의 나는 여드름투성이에다가 겹턱과 불쑥 나온 배를 가진 흉한 소녀였습니다. 20~30대에는 잘못된 다이어트 후유증으로 건강을 망쳤는데, 돈보다는 건강한 체력을 항상 갈구했습니다.

끝내는 34세의 한창 나이에 자궁(子宮)을 들어내고 빠른 갱년기 장애에 시달리는 최악의 인생을 겪은 후에, 40대에 들어 나의 생활 양식을 확 바꾼 덕에 52세의 오늘에도 10대 소녀 뺨칠 정도의 건강과 에너지에 넘치는 삶을 누리고 있습니다. 살결은 곱고, 날씬한 몸매에 발걸음은 마치 어린이처럼 가볍습니다.

슬림한 몸매에, 에너지 넘치는 건강체가 된 비결은 나 자신이 선택한 생활양식의 개혁이었습니다. 무엇을 어떻게 먹고, 얼마만큼 움직이며, 얼마를 어떻게 자느냐가 체형·건강·수명을 결정짓는다는 사실을 나는 배워서 알게 되었습니다.

미식취미(美食趣味)에 빠져 있던 나는「먹기 위해 살아가기」를 지양(止揚)하고 「살기 위해 먹자」라는 생활을 실천하면서,「호모사피엔스(Homo Sapiens)」로서의 인간에게 가장 적합한「먹이」만을 섭취하기에 이르렀습니다.

오전에는 수분이 풍부한 과일만을 먹습니다. 점심과 저녁 역시 생명력 넘치는 녹색 야채·전(全)곡물·열매류와 씨앗류·콩류·감자류·해조(海藻)·발아(發芽)야채 등의 식물성 먹거리가 주식입니다. 또한, 매일 밖에서 몸을 움직이고, 일찍 잠에 들어 숙면을 즐깁니다. 그 결과는 이내 나타났습니다. 심신(心身) 모두 변했습니다. 마음과 몸이 문자 그대로 재생(再生)했습니다.

평생을, 날씬한 몸매로 건강하게 활력이 넘치는 인생을 산다는 것은, 우리 모두가 누릴 당연한 권리입니다. 이에 필요한 것이란 유전공학이라든가 하이테크를 구사한 최신 의료기술이라든지「약」에 의한 헬스 케어(health care)가 결코 아닙니다.

생체와 질병에 관한「참다운 정보」와 올바른「참 교육」이야 말로 필요 불가결의 도구입니다. 호모사피엔스로서의 인간 건강에 필요한 기본이란 과연 무엇인가를 배운다는 것이 기본 중의 기본이라고 믿습니다.

이 책에는 그「진실」이 꽉 차 있습니다. 또한, 이 정보가 옳다는 사실은 평생을 두고 읽어도 읽어내지 못할 정도로 방대한, 각 학회에서 연거푸 발표된 과학·의학의 문헌과 논문이 증명해 주고 있습니다. 이 책의 타이틀에는「상식을 깨는…」이란 말이 써 있는데, 「옳은 일이 상식을 깬다」고 보는 그 자체가 우스운 일이라고 생각합니다.

누구든지, 생활양식을 옳게 바꾸기만 한다면 놀랍게도 날씬하고 건강한 몸이 됩니다. 정말 무엇이 상식 밖인가를 독자께서는 자기의 몸으로 확인하십시오. 이 사실을 한 사람이라도 더 인식해 주기를 바라는 마음— 이것이 바로 나의 소망입니다.

나. 나의 목표
　—109세까지 현역 활동한 워커 박사

생명·건강·영양에 관한 연구가였던 N. 워커 박사는 세계가 가장 믿는 과학자 중의 한 사람이었습니다. 그는 평생을 두고 슬림한 체형에, 보다 장수하기에 필요한 문제에 관해서 연구를 하고, 그 성과를 스스로의 생활로 실천하여, 누구나 건강하고 생산적인 삶을 영위하기 위한 비결을 8권의 저서로 남겼습니다.

첫째. 워커 박사는 슬림한 체형을 유지하고 놀라운 건강으로 109세까지 장수한 사실.

둘째, 워커 박사는「삶의 질(Quality of Life, QOL)」이
란 무엇인가를 나에게 가르쳐 주었다는 사실.

셋째, 생활 습관이 올바르면 의료비에 시달리지 않고 건강
한 노후를 보낼 수 있다는 모범을 보여 준 사실.

워커 박사는 돌아가시는 그 시간까지 현역으로 일을
계속했습니다. 환자의 영양 지도·원고 쓰기·먹거리는
자기 채원(菜園)이나 과수원에서 손수 길렀고, 109세 때
에 잠자듯이 영면했습니다. 고령자 특유의 관절통·호
흡기 계통이나 순환기 계통의 문제, 혈당치나 요산치(尿
酸値)의 이상 등이 일절 없었습니다.

그는 남의 손으로 먹거리 준비를 해 받지도 않았고,
남이 떠 넣어 주는 밥을 먹지도 않았고, 휠체어를 이용
할 필요가 없었고, 기저귀를 찰 필요가 없었으며, 남의
손으로 목욕을 할 필요가 일절 없었습니다.

우리들은 「나이를 먹음에 따라서 체중·혈압·
혈당치·콜레스테롤치·중성지방치·요산치(尿酸値)
등이 증가하면서 골다공증이 오는 것을 피할 길이
없으며, 나쁜 데가 하나 둘 있는 것은 어쩔 수 없
다」라는 고정관념 속에서 인생을 보내고 있습니
다. 장애와 고통을 당연시하며, 언젠가는 너나 할
것 없이 심장병·뇌졸중·당뇨병·호흡기 질병·
신간(腎肝) 질병 중의 어느 것으로 쓰러져서 남의

개호(介護)를 받거나 막대한 의료비를 지출하면서 자리 보존하고 눕는 노년기가 일반적 실정이라고 받아들입니다.

사실, 평균적 일본인은 사망 전의 6.4년 간을 와병(臥病) 상태로 지냅니다. 평균 수명이 세계 제1위라고 자랑하지만, 질병에 시달리면서 장수한대서야 무슨 뜻이 있겠습니까? 암이나 협심증 또는 관절염 등의 고통으로 우울한 나날을 보내거나, 뇌졸중으로 반신 불수가 되어 하고자 하는 일을 단념해야 하고, 가고픈 고장에 자유로이 가지 못하면서 개호의 도움 하에 억지 삶을 살아가는 인생이란 비참한 일입니다. 젊어서 방심(放心)하고 살아간다면 독자인들 이렇게 되지 않는다는 보장이 없습니다. 명심하십시오.

사람의 존엄성을 유지하는 마지막 선(線)인 대소변을 가리지 못하고 남의 손을 빌리면서 보내는 인생과, N. 워커 박사처럼 죽을 때까지 건강한 몸으로 하고 싶은 일을 자유로이 하다가 가는 인생을 두고 볼 때, 이 두 사람이 지니는 삶의 질(質)은 전혀 딴판입니다. 이러한 질적 삶의 차이는 우리의 평소 생활습관에 따라서 결정된다는 사실을 워커 박사는 그의 인생과정으로써 우리에게 가르쳐 주고 있습니다.

N. 워커 박사는 어릴 적부터 건장하고 강인한

사람이 아니었습니다. 그는 90 Kg.이나 나가는 비
만체에다가 신경염(神經炎)을 병발한 간경변증 환자
로서 여명(餘命) 수주간(數週間)이라는 의사의 선고
까지 받은 바 있는 사람이었습니다.

　이러한 증상의 근본원인이 생체에 맞지 않는 식
사선택과 수면·운동에 있다고 판단한 박사는 일
대 결심으로 스스로의 생활 양식에 혁명을 일으켰
습니다.

　「보다 더 자연에 맞고, 몸에 적합한 먹거리를 취
하고, 집밖에서 몸을 움직이고, 잠을 푹 자는
일」— 이렇게 하면 나쁜 부위가 자연히 낫게 되
면서 놀라운 건강을 얻게 되어 평생을 슬림한 체
형을 지니게 되는데, 이렇게 되면 연로해서도 남의
손에 의한 개호의 필요 없이 당당하게 천수를 다
할 수 있습니다. 젊었을 때 열심히 일해서 저축해
놓은 돈을 의료비에 쓸 필요가 없습니다.

　이상의 내용이 워커 박사가 스스로의 체험으로 가르
쳐 준 진리이며, 나아가서는 자기의 환자들에게 지도해
온 핵심이었습니다. 이 내용은 바로 이 책의 주제와도
일치하는 진리입니다. 나는 워커 박사의 이 가르침에
충실히 따르면서 실행하고 있을 뿐입니다.

다. 「초건강 혁명」 보급에 전력하는 또 하나의 이유
─차세대를 위해서 아름다운 지구를 지켜야

우리들이 맹목적으로 따르고 있는 전통적 생활습관의 오류는, 우리 자신의 건강을 해치고 있을 뿐만 아니라, 지구의 환경을 유사(有史) 이전에 비해서 10,000배나 빠른 속도로 파괴하고 있다는 사실을 대부분의 사람들은 모르고 있습니다.

믿어지지 않겠지만, 오늘날 지구가 직면하고 있는 환경파괴 문제의 주요 원인은 「동물성 식품 신앙」의 답습이 그 근본입니다. 우리의 굳건한 건강을 유지하는데 불가결한 것이라고 배워온 **동물성 식품 편중에 따르는 그릇된 식사 선택**, 바로 이것이 오늘의 지구 환경 및 귀중한 자원에 결정적이고도 잔인한 해독을 미치고 있는데, 이미 걷잡을 수 없는 수준의 파괴가 세계 각지에서 전개되고 있습니다.

사람들이 비교적 값싼 햄버거나 쇠고기 덮밥을 찾으면 찾을수록 오늘의 농업관련 산업에 의한 식육(食肉)의 대량생산 시스템이 확대되면서 지구를 더욱 더 심각하고도 위험한 상태로 몰아 가게 됩니다. 무분별한 이러한 욕구에 따르는 동물성 식품을 제공하기 위해서 생산 업체나 판매 업체는 어떠한 방법을 취하고 있는지 알고 나 계십니까?

열대 우림(熱帶雨林)은 매초(每秒) 축구장 넓이의 면적이 벌채되어 목장화(牧場化)돼 가고 있습니다. 이 사실은 우리가 호흡하는 산소의 공급원(源)이 단절되어 간다는 사실을 뜻하며, 그곳에서 생태계의 균형을 지켜 오던 귀중한 각종 동식물·미생물의 생명이 멸살(滅殺)됨을 말합니다.

지금 당장 우리의 식생활을 바꾸지 않는다면, 금후 30~35년에 세계의 열대 우림은 지구상에서 사라집니다. 목초지는 가축의 과방목(過放牧)으로 머지 않아 살벌한 사막이 될 것입니다.

8,000년 전만 해도 푸른 숲으로 뒤덮여 있어서, 로마사(史)에 「아프리카의 위대한 삼림(森林)」이라고 기술(記述)된 바 있는 대지(大地)가 오늘에는 「사하라 사막」이라고 불리고 있는 이 사실을 알고 있는 사람이 과연 얼마나 됩니까?

지하수의 고갈이나, 지구 온난화의 원인인 2산화탄소의 문제 역시, 식육(食肉)으로 제공될 소 떼와 불가분의 관계가 있습니다. 지구의 지하수가 고갈되어 간다는데도 사람들은 질병 예방에 유용한 식물성 식품 중심의 먹거리 생산에 충당될 물의 100배 이상의 물을 동물성 식품 생산용으로 마구 쓰고 있습니다. 현재, 지구상에서 시행되고 있는 모든 절수법(節水法)을 합친다 해도 식물성 식품 중심 식사에 따르는 절수량을 따르지 못합니다.

화석연료(化石燃料)의 연소에서 나오는 2산화탄소로 말미암아 생기는 대기오염은 지구 온난화의 최대 원인 중의 하나인데, 독자께서 「패스트 푸드 식당」에서 햄버거 하나를 먹는다는 것은, 결과적으로 미국제 자동차를 25일간 종일 굴렸을 때 방출되는 분량과 맞먹는 2산화탄소를 방출하고 있다는 사실을 명심하십시오.

또한 지구상의 총인구의 3배가 되는 모든 가축이 방출하는 대량의 메탄가스(이것은 지구상에서 방출되는 총메탄가스의 25%)는 2산화탄소의 25배나 되는 강력한 온난화 가스라는 사실도 명심하십시오. 이들 가축의 배설물은 총 인구의 그것에 130배나 되는데, 그것은 거의가 비에 씻기어서 호수·하천·해양의 수질 오염을 야기하고 있어서 거기에서 생식하고 있는 생물의 생명을 위협하고 있습니다.

농약 역시 환경오염의 큰 요인 중의 하나입니다. 농약으로 말미암아 푸른 하늘에는 조류(鳥類)가 줄어들었고, 수중생물에는 전대미문의 이변이 생기고 있으며, 그것을 포획해서 먹는 사람들의 유전자는 손상을 입음으로써 후대(後代)의 건강·기형아가 속출하기 시작하고 있습니다.

우리는 죽은 강이나 비다, 확대 일로에 있는 사막, 불모의 대지, 고갈되어 가는 에너지 자원, 잃어버린 삼림, 오염된 공기, 온난화로 인한 이상기상(異常氣象)을 우리의 존귀한 자손에게 물려주려고 하고 있습니다.

지금 당장! 우리가 선택하고 있는 생활습관을 과감하게 홱 바꾸지 않는 한, 인류를 포함한 지구상의 모든 생물은 멸망의 길에서 헤어나지 못할 것입니다.

그러나, 이러한 비참한 상황 속에서도 우리가 지금까지 답습해온 식생활을 바꾸기만 한다면 사태는 크게 완화될 수 있을 것입니다. 우리 한 사람 한 사람이 벌리는「초건강 혁명」의 실천이야 말로 지구를 구원해 낼 수 있는 힘이 됩니다. 그것은 1주일에 한번「고기 없는 날」을 실천함으로써 사태를 바꿀 수 있을지도 모릅니다.

나는 불행하게도 인생에서 아이를 갖지 못할 처지이지만, 이제부터 이 지상에 태어나는 21세기 인류의 자손들에게, 건강하고 쾌적하게 살 수 있는 지구를 꼭 물려주고 싶습니다. 정말이지, 지구 회복의 기회란 지금을 기준해서 수 십 년의 기간뿐입니다.

내가 만사를 제쳐놓고,「초(超)건강 혁명」운동 보급에 헌신하는 이유 중의 하나가 바로「무엇과도 바꿀 수 없는 지구를 지키기 위해서」이기도 합니다.

라. 끝으로
—비상식이 언젠가는「상식」이 될 날을 믿으면서

이 책을 여기까지 읽은 여러분! 지금까지 건강에 관한 상식이라고 믿어 온 바가「사실은 그게 아니었구나!」라고 눈이 뜬 확실하고 올바른 이 정보에 접하고, 아마 놀랐으리라 생각됩니다.

그러면서도 이 책의 내용이 과연 진짜인지 어떤지 의문을 지니고 있으리라고도 생각됩니다. 만약, 사실 여부를 확인해 보려면, 지금 당장 시작해 볼일이 얼마든지 있습니다.[68]

여러 가지 개혁 중에서 대개의 사람들이 주저 없이 수용할 수 있는 것이 「조반은 과일만으로」 때우는 일입니다. 이것으로부터 생활 습관을 바꿔 가십시오.

「과일만으로 조반」 들기를 실행함으로써 풍부한 물과 효소를 비롯해서 비타민·미네랄·파이토 케미컬·항산화물질·식이섬유, 혹은 인류가 아직 발견치 못하고 있는 미지의 성분 등, 생명력 넘치는 갖은 요소를 섭취하게 됩니다.

오전 중에 섭취하는 먹거리를 과일로 제한하는 것만으로도 건강 향상에 방해가 되는 먹거리(동물성 식품·흰 먹거리·소금 등)의 섭취량을 1/3로 감소시킬 수 있습니다.

오랜 세월에 걸쳐서 체내에 쌓인 유해한 노폐물이 놀라우리 만큼 빠르게 배설되면서 **몸이 가벼워짐을 당장 실감하게 됩니다.** 이 감각은 체험자만이 알 수 있는 일

---

68) 다만, 이 책의 「초(超)건강 혁명」을 실천할 경우에는, 어디까지나 자기에게 맞는 페이스를 지키기 바랍니다. 생활 습관이나 식생활의 급격한 전환으로 말미암아 스트레스가 생기면 도로아미타불이 될 것이기에 말입니다.

입니다. 이 놀라운 변화를 더욱 실감하고자 몸에 좋다는 일을 계속 실천해 나가자는 의욕이 생기게 됩니다

이렇게 되면, 흰 탄수화물을 끊어 가는 일에 도전하십시오. 백미는 현미로, 흰빵은 전립분(全粒粉) 빵으로, 그리고 조·피(稗)·수수·율무·메밀·보리 등의 잡곡을 드십시오. 부득이해서 동물성 식품을 먹게 될 경우라면 하루 한번으로 국한하되, 되도록 야채를 듬뿍 곁들이십시오. 동물성 식품에서 헤어나기 어려운 사람은 이틀에 한번, 사흘에 한번, 닷새에 한번… 이렇게 줄여 가다가 최저 1주일에 한번 이하로 줄이십시오.

몸이 식물성 식품 중심 식사에 익숙해져 가면 동물성 식품을 안 먹는 날의 컨디션이 훨씬 좋다는 사실을 실감하게 될 것입니다. 그러다가, 식물성 식품만을 든 날이 훨씬 많았다는 사실을 알게 될 것입니다. 이렇게 해서, 독자께서는 미국의 패스트 푸드가 일본에 상륙한 1970년 이전의 일본인 식사로 되돌아가게 될 것이고, 따라서 건강도 아주 좋아질 것입니다.

식사 개선은 이 책의 중요 부분인데,「생일 파티 등의 특별 식사를 단념해야 할 것」에 너무 고민하지 마십시오. 좋아하는 것을 참아야 하는 데서 오는 스트레스는 몸에 좋지 않은 음식을 먹는 것보다 더욱 유해합니다.

이름 있는 날의 특별 식사는 가능한 범위 내에서 즐기십시오. 중요한 포인트는 그러한 식단을 매일 계속해

서는 안 된다는 점입니다. 때와 장소에 따라서 부득이
한 경우에는 이것저것을 먹어도 괜찮습니다. 죄의식을
느끼지 마십시오.

불고기나 스테이크를 잔뜩 먹은 후에는 위·장을 되
도록 쉽게 하십시오. 단식 또는 과일·야채만의 날을
잡아서 되도록 속히 체내의 유해물질 정화를 끝내십시
오. 자기 몸에 이로운 일을 했을 때의 안심감·상쾌감
은 각별합니다.

그러나, 「맛있는 음식」이란 일반적으로 식품산업이
나 매스 미디어 또는 미식가들의 요구로 만들어진 것이
대부분이므로, 건강 면에서 보면 마이너스 효과의 것이
많다는 점만은 잊지 마십시오.

유감스러운 일은 「유행을 타는 맛있는 음식이란 대개
소화하기에 힘든다」라는 점을 많은 사람들이 까맣게
모른다는 점입니다. 동물성 식품이나 정제 가공식품을
소재로 해서 유명 요리사가 만든 「예술적 요리」는 독
자의 혀를 자극하여 즐거움을 줄뿐이며, 또한 뜨내기손
님을 안 받는 유명 음식점에서 먹는 음식은 독자의 세
속적 엘리트 의식을 만족시켜 줌으로써 큰 만족감에 젖
을 것입니다.

그러나, 음식이란 가공(加工)하면 할수록 생명력이 없
는 것이 되므로 혀나 목구멍을 즐겁게 해준 후에 올 소
화 과정은, 독자의 소화기관을 피곤하게 할 뿐입니다.

소화기관은 이 피곤함을 독자가 알아들을 말로 전하

지 못하므로 독자는 그 괴로움을 까맣게 모르고 있을
뿐입니다. 소화기관은 가혹한 부담으로 비명을 올릴 처
지이면서도 힘겨운 소화작업을 묵묵히 하고 있을 뿐입
니다.

위가 거북하고, 가슴이 타는 듯하며, 위통·설사·변
비·발진·콧물 등은 소화기관에 이상이 생겼다는 신호
인데, 대개의 사람들은 이 사실을 모르고 의사를 찾거
나 약국으로 달려갑니다.

이상(異常)을 알리는 이 신호는 생체의 비명입니다.
중요한 일은, 식사 탓으로 비명을 올리는 소화기관을
매약(賣藥) 등으로 침묵케 할 것이 아니라, 그 이유를 알
아내어 몸을 편히 쉬게 하는 일입니다.

태어나서부터 이러한 식생활을 몇 십 년이고 되풀이
하면, 감기에 잘 걸리게 되며·두통·어깨 결림·요
통·생리통·관절염·혈압과 콜레스테롤치의 상승·혈
당치와 요산치의 상승 등의 증상이 계속됩니다.

이것들은 모두 이상사태(異常事態)입니다. 그러나 독자
의 주위 사람들도 대부분 이러한 증상을 지니고 있는
것을 보고 그것이 이상사태라고는 생각하지 않는데, 이
것이 문제입니다.

인간도크에 들어가서 받은 정밀검사에서 「이상 없
음!」을 받은 사람 수는 겨우 15%이므로, 우리는 질병
을 지니고 있는 것이 당연한 세상에서 살고 있는 셈입
니다. 오늘날에 이르러서는 「먹는 일」이 큰 즐거움의

하나가 되어 있어, 일본의 레저항목 중에서 제1위 (67.4%)가「외식(外食)」이라고 합니다. 이러한 현상이 곧 생체의 불쾌감・고통・질병・요절(夭折)이라는 응보(應報)로 나타나는데 이 사실을 절감(切感)하고 있는 사람이 괴언 얼마나 될까요?

유감천만한 일이지만, 대개의 사람들이「현대인의 식생활」및「포식(飽食)」에서 깨닫는 바가 전혀 없습니다. 목숨과 맞바꿀 중병을 앓고 병원에서 돌아오면, 다시 그 질병의 원흉이었던「몸을 버리는 식생활」로 되돌아갑니다. 이래서는 질병의 재발이 당연합니다.

나는 어리석게도 몸에 맞지 않는 식생활을 습관적으로 지속해 온 결과, 여성의 제2생명이라고 할 자궁을 상실하기에 이르렀으나, 다행히 그 후의 식생활을 혁명적으로 바꾼 탓에 새사람이 되었습니다. 여기에서 내가 절실하게 깨달은 바는,「진짜로 맛있는 먹거리」란, 미각을 즐기면서 소화에도 좋고, 갖은 영양이 몽땅 있어서 생명력이 넘치는 것이며, 그것은 마치 강력한 충전기 같아서 체력이나 정신력을 높여 주는 것이어야 한다는 점입니다.

진짜로「맛있는 것」이란, 자연이 우리에게 준 각종 과일과 야채입니다. 이것을 풍부히 먹으면 심신의 충족감을 얻게 되며, 이제까지 쫓던 유행음식에 대한 견해가 싹 바뀝니다.「유행」이란, 일시적인 것인데 그것은 혀를 즐겁게 해 줄뿐, 건강이 주는 전신(全身)의 즐거움을 맛볼 수는 없습니다.

이윽고 나는 느낀 바가 있었습니다. 그것은, 인생에는 「맛있는 먹거리」를 먹는 일 이상으로 놀랍고도 흥미로운 일이 많다는 사실입니다. 먹는 일이 인생에서 큰 즐거움 중의 하나임은 사실이지만, 먹고 나서 비만해지거나 질병으로 고생하게 된다면, 그것은 헛일입니다. 우리는 비만으로 받는 수치심과 고민·불쾌감 속에서 질병에 시달리고자 존재하지는 않습니다.

우리는 누구나 선택된 존재입니다. 우리 각자에게는 비록 종류는 다를 망정 뛰어난 재능을 지니고 있습니다. 그 재능을 발휘해서 이웃과 사회에 공헌하는 과정에서 얻는 즐거움은 일시적인 것이 아니라, 평생에 남는 일입니다. 이 즐거움이란 일시적 유행에 따르면서 오로지 혀를 즐겁게 하는 그러한 즐거움과는 차원이 다르다는 사실을 나는 알게 되었습니다.

나는, 비록 한 사람이라도 더, 생명력 넘치는 먹거리로 매일을 영위해 가면서 심신의 만족을 얻기를 바라 마지 않습니다. 이렇게 된다면, 나 자신만이 아니라, 나의 가족·친구·그 고장 사람들이 날씬해진 건강체로 행복한 나날을 뜻 깊게 보낼 수 있을 것입니다.

이것만이 아닙니다.

「내가 먹고 살기 위해서」라는 명분으로 지구상에 공

존하는 다른 동물을 죽이지 않게 됩니다. 지구의 환경을 오염시키거나 파괴하지 않게 됩니다. 천연자원이나 식량의 낭비를 막게 되어, 굶주림에 떠는 많은 사람들을 구할 수 있게 됩니다.

대량의 식량을 가축의 곡물 사료로 주고, 그 가축을 죽여서 식량으로 삼는다는 것은 아주 낭비적인 식량 생산수단일 뿐 아니라, 동물에게나 식량부족 지역 사람들에게나 아주 잔인 비정한 행위가 아닐 수 없습니다.

「진짜 맛있는 먹거리」란, 인류에게나 동물에게나 나아가서는 지구에도 커다란 사랑이 베풀어지는 놀라운 먹거리입니다. 진짜로 맛있는 먹거리를 상식(常食)하면, 심신(心身)이 다 같이 「진짜 즐거움」을 평생 동안 맛보게 됩니다.

이 책을 읽고, 「초(超)건강 혁명」을 실천하는 분들은 아마 예상외로 빠른 시일 안에 이 내용이 옳고 사실이라는 점에 깊은 공감을 갖고 만족감을 지니리라고 믿습니다.

그때 반드시, 지금까지 믿어온 「상식」이라는 이름의 아성(牙城)이 와장창 무너져 감을 체험할 것입니다. 이 책으로 말미암아 이러한 「패러다임 전환」을 실감하는 사람이 조금씩이나마 증가해 간다면, 저자의 보람 역시 그에 비례해서 커질 것입니다.

이 책의 내용이 「상식을 깬다」라는 차원에서가 아니

라, 극히 당연한 일로써 일반인에게 받아들여질 날이
하루 속히 올 것을 바라마지 않습니다.

탈고를 하고 나서

인간에게 진실을 가르쳐 주고 있는 것은
오로지 살아 있는 신선한 먹거리뿐이다.
― 피타고라스

　지금의 나보다 더 날씬해지고, 지금보다 더 건강해지고, 지금보다 더 많은 저축을 지니고, 지금 보다 더 정력이 강해져서 오래 오래 살고 싶다― 이러한 욕구를 충족시키는데 필요한 정보를 이 책에서 나는 몽땅 털어 놓았습니다. 내가 「내추럴 하이진」에서 배운 바를 일본 동포에게 꼭 전해주고 싶은 내용 역시 거의 다 설명했습니다.

　과연 독자 여러분께서는 명쾌한 충격을 받으셨는지요? 머리말에서 언급한 나의 확신이 현실화되었다면 저자로서 만족입니다. 독자께서는, 지금까지 깜깜했던 정보를 하나 둘이나마 알게 되어 유익하였다면 저자로서는 반가운 일입니다.

이들 정보를 어떻게 흡수하고, 어떻게 생활화하느냐는 독자의 몫이지만, 독자의 선택지(選擇肢)가 무엇이든, 나는 이 정보를 여러분에게 제시한 것만으로도 매우 뜻깊게 생각합니다.

이 책에서는 과식 · 채식(果食 · 菜食)을 극구 권하고 있기는 하지만, 그렇다고 해서「채식주의자」가 되라는 것은 아닙니다. 오늘날의 우리 식생활을 객관적으로 공정하게 비판하고, 무엇 때문인지 진술하게 공개되지 않고 있는 옳은 정보를 여러분에게 정확하게 전달하는 것을 목적으로 삼았습니다. 이 책을 읽고서, 이것을 믿느냐 마느냐, 또는 오늘까지 계속해온 생활 습관을 바꾸느냐 마느냐는 어디까지나 독자 자신의 문제입니다.

다만, 이 책의 내용에 흥미를 갖고, 그 정보의 진부(眞否)를 스스로 확인하고자 하는 독자께서는「초(超)건강 혁명」을 실천함에 있어서「10개 원리」를 갑자기 몽땅 실천할 것이 아니라, 앞에서 설명했듯이「조반을 과일만으로」먹어 보거나, 또는 1주일에 하루는「고기 없이 과일 · 야채 위주」의 식단으로 식사를 해보는 등, 자신이 개선해 나가기 쉬운 범위에서 서서히 시작해 보시기를 권합니다.

그것은, 아주 조그만 개혁일지 모르겠으나, 독자가 내디딘「개혁의 첫발」이, 어쩌면 가족이나 주위 분에게 영향을 줌으로써 조금씩이나마 세상 사람들이 참다운 의식(意識)으로 바꿀지도 모르는 일입니다.

이러한 움직임은 머지 않아서 크나큰 파도가 되어서 많은 사람이 고유의 생활습관을 버리고 이「혁명」을 실천하는 가운데 지구 환경의 보호에 알게 모르게 기여하는 길이 될 것입니다.

나는 책머리에서「많은 여성들이 이 책을 읽기 바란다」라고 말했습니다. 이와 똑 같은 생각에서 나는 과일·채소 생산자 및 판매에 종사하는 분들께서도 이 책의 내용을 깊이 인식하시기 바랍니다.

야채나 과일이 우리 몸에 좋다는 사실을 모두 알고는 있지만, 과일이 지니고 있는 놀라운 파워에 관한 구체적 지식은 아직 보편화되지 않고 있습니다. 과일은 너끈히 주식(主食)이 될 수 있는 먹거리이며, 그것은 우리 몸에 최상(最上)의 먹거리입니다. 이 사실을 누구보다도 과일 취급자 여러분께서 깊이 인식하시기 바랍니다.

2001년에, 미국암협회는 잡지에 암예방용 선전문을 게재했는데, 그 내용은 이러한 것이었습니다.

흰 가운을 걸친 의사와 과일과 야채를 손에 든 청과 상인의 모습을 클로즈업시킨 사진 아래 여백에 아래와 같은 선전문이 적혀 있었습니다.

'암예방의 최선책은 1년에 한번 검진하는 일 및 매주 청과물상에 들르는 일입니다.'

즉, 미국에서는 이 정도로 과일·야채를 재인식하고 있습니다. 해석에 따라서는, 청과물업자 여러분은 의사 이상으로 중요한 일을 하고 계시며, 아주 보람있는 직업입니다. 나는 이 점을 청과·야채의 생산—판매업자 여러분들께서 충분히 인식하기를 바라마지 않습니다.

이러한 여러 가지 이유로 말미암아서, 야채에 비해서 부당하게 과소평가 되고 있는 과일에 감히 초점을 맞추어서 이 책을 썼습니다.

그런데, 나는 「초건강 10개 원리」에서는 야채 섭취에 관해서 그렇게 강조를 하지 않았는데, 이것은 결코 야채를 가벼이 여긴 탓이 아닙니다. 책의 분량 제한으로 야채 부분의 내용을 부득이 대폭 할애해야 했기 때문임을 널리 이해하기 바랍니다.

야채의 놀라운 효능에 관해서는 미국의 최신 정보를 망라해서 다른 기회에 저술할 생각입니다. 또한, 이와 같은 이유에서 담배와 술 및 카페인 등의 유해물질에 관한 내용도 생략했습니다. 광우병에 관해서 전달할 최신 지식이 산더미 같았는데, 이것 역시 할애했습니다.

오늘날의 나의 체격지수(體格指數)[69]는 17입니다. 최근 10여 년 간 부동입니다. 이 책에서 수차 밝혔듯이, 10여 년 전의 나와 비교할 때, 이것은 꿈의 지수(指數)입니다. 그러나, 이것은 꿈이 아니라 엄연한 현실입니다. 돈으로도 살 수 없는 보물을 얻은 즐거움을 비만과

---

69) BMI(Body Mass Index)＝체중(Kg) ÷ 키(㎡)

질병으로 고뇌하고 있는 여러분께서도 체험하기를 바라는 마음이 이 책을 쓰게 한 이유 중의 또 하나입니다.

이렇다할 재능과 강인한 의지의 소유자가 아닌, 보잘 것 없는 나인데도 끝내 얻어 낸 보물— 그것은 획득하고자 하는 의지를 지니고 그에 따라서 꾸준히 실천한다면 여러분 누구나 100%의 확률로 차지할 수 있는 보물입니다. 결단이 빠를수록 「장미 빛 인생」이 빨리 찾아 올 것입니다. 더구나, 한때의 나와 같은 지긋지긋한 경험을 거치지 않고서 말입니다.

꼭, 슬림하고 에너지 넘치는 건강체를 하루라도 빨리 손에 넣고, 이제부터의 인생을 무지개 같이 찬란하게 가꾸어 가십시오.

이 책이 그것을 돕는 역할을 한다면 다행한 일이라 하겠습니다.

2002년 2월

마츠다 마미꼬
(松田　麻美子)

아침식사는 이렇게…

1. 신선한 과일, 또는 갓 짜낸 과일주스(큰컵 1~2)로 하루를 시작한다.

2. 이렇게 먹고도 얼마 후에 시장끼를 느끼면 다시 과일을 먹는다.

3. 3시간에 걸쳐서 최저 2접시 분의 과일을 먹는다.

4. 오전 중에 먹는 과일량(量)의 상한선(上限線)은 몸이 요구하는 분량(식욕을 가리킴)에 따른다. 과식만 피하고 먹고 싶은 대로 먹어도 좋다.

5. 수박과 멜론은 다른 과일보다 먼저 먹는다.

6. 매우 허기져 있을 경우, 또는 든든히 먹고 싶을 경우에는 바나나를 먹는다.

과일을 먹는 시간을 지켜야 효과가 있다

*밥, 빵 등의 일반 식사 직후에 과일을 먹어서는 안 된다.

이렇게 먹었을 경우	시간을 경과하고 과일을 먹을 것
샐러드나 과일을 먹었을 경우에는	2시간이 지난 뒤에
고기·생선이 섞이지 않은 식사를 했다면	3시간이 지난 뒤에
고기·생선이 섞인 식사를 했다면	4시간이 지난 뒤에
이것 저것이 마구 섞인 식사를 했다면	8시간이 지난 뒤에

* 과일은 절대 다른 먹거리와 섞어서 먹지 말 것.

* 다른 먹거리를 든 직후에 과일을 먹지 말 것.

* 위(胃)가 비었을 때 과일을 먹을 것.

각종 과일의 궁합

각종 과일을 먹을 때 일정한 규칙을 따른다면 소화기관의 혼란 없이 과일의 영양소를 섭취하게 됩니다. 과일은 ① 신맛이 나는 것, ② 약간 신 것, ③ 단 것으로 나눌 수 있는데, '내추럴 하이진'의 원리에 따르면 '신맛 과일'은 '단 과일'과 같이 먹지 않아야 합니다.

① 신맛 나는 과일

오렌지, 그레이프 푸르츠, 레몬, 감귤류, 파인애풀, 딸기, 키위, 석류, 피파, 블루베리 등의 모든 베리류, 신맛 사과, 신맛 포도, 신맛 부툰, 신맛 넥타린, 신맛 버찌, 살구 등

② 약간 신 과일

사과, 복숭아, 배, 뽕나무버찌, 자두, 버찌, 모든 종류의 포도, 넥타린, 부툰, 라이치, 망고, 체리모이어 등.

③ 단 과일

바나나, 감, 무화과, 거봉포도, 마스커트, 파파이어, 데츠, 연시, 곶감, 건과(乾果).

*병식(倂食) 한도는 일식(一食)에 3~4종류로.

<참 고>

베지테리언(vegetarian)이라는 말은 오늘날 채식주의자를 가리키고 있으나 그 옛날의 로마인(人)들은 '정력적인 사람, 또는 심신(心身)이 건전한 사람'의 뜻으로 사용하고 있었다.

베지테리언에는 아인시타인 외에도 피타고라스, 알키메데스, 히포크라테스, 다 빈치, 톨스토이, 시바이쳐, 버나드 쇼 등의 철인(哲人)과 현자(賢者)가 허다하며, 스포츠계에는 칼 루이스(육상경기의 수퍼스타) 에드윈 모제스, 딥 스코트, 안드레아, 카링(보디 빌더의 왕자) 등을 비롯한 각 분야의 세계적 명선수가 허다하다.

저자와의 전화 인터뷰

(토쿄의 지금 시간은 오후 11 : 00, 미국의 휴스톤 시간은 오전 8 : 00)

♥ 저자 '마츠다 마미꼬' 여사에게 이 책을 출판한 gsco-publishing co. jp의 편집 담당자는 아래와 같이 전화 인터뷰를 하였다.

— 안녕하십니까?…여사님의 음성을 들으니, 여전히 건강하신 듯합니다.

M : 예, 덕분에 늘 건강하게 지내고 있습니다.

— 조반을 드셨습니까?

M : 그럼요! 조금 전에 배(梨)와 바나나로 조반을 마쳤습니다.

— 좋으시다면, 어제 드신 식단(食單)을 알려 주시겠습니까?

M : 예, 그러지요. 어제 아침 8시 경에 오렌지 2개와 사과 2개를 조반으로 들었습니다. 점심은 12 : 30 경에 딸기·키위·아스파라거스·아보카드의 샐러드를 들었으며, 오후 7 : 00경에는 야채주스 칵테일에 가든샐러드와 청국샐러드에다가 키누아밥을 저녁으로 들었습니다.

— 여사께서 저술하신 『상식을 깨는 초건강혁명』이 며칠 전에 간행되었습니다. 이 책 제1장 내용은 여사님의 적나라한 체험인데, 이 책을 저술하게 된 동기는 무엇입니까?

M : 약 2년 전에 나는 미국에서 일대 베스트셀러가 된 『Fit for Life』를 읽고, 그것을 『라이프 스타일의 혁명』이라는 역제(譯題)로 출판했습니다. 그러자 일본의 많은 독자가 보낸 앙케이트 엽서의 메시지와 귀국(歸國) 강연의 청중들이 보인 반응을 보고 이 책을 저술하게 되었습니다.

'내추럴 하이진(Natural Hygine)의 기본 정신을 좀더 자세히 알고 싶다…' '번역이 아닌, 일본인 대상의 책은 없는지…?' '그 번역서에 일본인용의 내용을 보충해 주기를…' '좀더 알기 쉽게…' 등의 의견과 요망에 곁들여서, 과일에 관한 질문이 엄청났습니다.

그런데 당시의 일본에서는 「내추럴 하이진」 관련 간

행물이 전혀 없었고, 내가 번역한 『라이프 스타일의 혁명』조차 책방에서 구하기가 어려웠습니다. 이런 상황이니, 나는 독자가 바라는 책을 저술해서 요망에 응답해야 겠다고 생각했습니다.

또한 '생체(生體)와 건강'에 관한 논의를 전개할 때 「내추럴 하이진」이라는 사고방식(思考方式)도 있다는 점을 인식해 주기 바라는 마음이 컸고, 그러기 위해서는 나의 체험을 숨김 없이 밝히는 것이 「내추럴 하이진」의 우수성을 전달하는 가장 좋은 방법이라고 생각했습니다.

이 책을 휴스턴에서 집필하는 동안, 나는 『라이프 스타일의 혁명』에 기울였던 열정의 몇 배를 기울이면서 일본 독자를 생각하곤 했습니다. 『초건강혁명』이 간행된 지금의 심정은 이것으로써 일본에 계신 여러분의 요망에 다소나마 응답해드린 바가 되지 않았겠나 하는 심정입니다.

— 이 책은 어디에 주안점을 두고 읽어야 합니까?
M : 먹거리로서의 '생과일의 놀라움', '과일의 참다운 힘'(나는 이것을 과일력(果實力)이라고 부릅니다만)을 꼭 인식하기 바랍니다. 야채가 몸에 좋다는 사실은 널리 알려져 있으면서도 과일에 관해서는 '과당이 몸에 나쁘

다'느니, '과일을 너무 먹으면 당뇨병에 걸린다'느니 하는 등의 낭설로 말미암아 부당하게 과소평가된 경향이 있습니다. 이 책으로 이러한 얼토당토 않은 오해가 하루 속히 일소되기를 바랍니다.

이 외에도 이 책에서는 세속적 상식이 얼마나 부정확한지를 파헤쳤으므로 깜짝 놀랄 정보에 눈의 안개가 걷힐 것입니다. 이제까지 전해 듣고 믿어온 '오늘의 상식'이 얼마나 허황되고 속없는 것인지 새삼 놀라고 아연해 할 것입니다.

이 책은 채식주의자가 되라고 권하는 내용이 아닐뿐더러 다이어트책도 아닙니다. 나는 이 책에서 인체에 관한 아주 중요한 사실을 있는 그대로 밝혔다고 자부합니다. 이 책에 담긴 정보를 새삼 인식함으로써 독자의 생활습관에 대혁명이 일어나기를 기대합니다. 한 사람이라도 더 그렇게 된다면 저자로서는 더 없는 다행이겠습니다.

비만으로 고뇌 중인 모든 분께서는 꼭 이 책을 정독하기를 바라며, 또한 이 책은 이 세상에서 가장 정교하게 꾸며진 우리 인체의 「오퍼레이션 매뉴얼」의 역할을 톡톡히 하리라는 것을 보증합니다. 아마 많은 분들이 이러한 내용의 안내서를 찾아 헤맸으리라고 생각합니다. 이 책을 숙독한 분들은 가장 효과적 투자를 했다는 사실을 실감하리라 믿습니다. 실천만 지속적으로 한다면 그 효과는 이내 확인될 것이며, 그 외의 투자는 전혀 없으니 부담 가는 일도 없습니다.

— 어째서 이러한 귀중한 정보가 아직까지 보급되지 않았습니까?

M : 그것은 정말 이상한 일입니다. 그러나 이 정보가 보급됨으로써 누가 손실을 볼 것인지를 냉정히 생각해본다면 그 해답은 명쾌해집니다.

모든 사람이 건강해진다면 가장 난처해지는 것은 의료업계와 약품업계입니다. 또한 먹거리에 대한 판단 기준이 확 바뀐다면 정육·유제품 업계를 비롯한 각종 가공식품업계에서는 매상액이 크게 떨어질 것입니다.

이러한 업계 사람들은 이 책의 내용이 달갑지 않을 것입니다. '우유는 몸에 나쁘다'라는 사실이 미국에서는 상식화되어 있는 데도, '절대로 그럴 리가 없다'라고 노기등등(怒氣騰騰)한 항변으로 맞설 것입니다.

낙농은 100년 이상 걸려서 정부가 권장해온 산업입니다. 그런데 이제 와서 새삼 '우유는 몸에 나쁘니 생산하지 말라'고는 도저히 하지 못할 것입니다. 그리고 TV나

각종 인쇄물로 우리 이목(耳目)에 호소해 대고 있는 '우유야 말로 완전·유익한 식품이다!' 라는 선전은 철모르는 대부분의 사람들을 상대로 끊임없이 '세뇌'해 나갈 것입니다.

이와 같은 배경을 곰곰이 음미해 본다면 이러한 진리가 왜 널리 보급되지 않고 있었는지를 막연히나마 이해하리라 믿습니다.

이러한 시대에 살고 있는 우리는 공공기관이나 이문에 얽혀 있는 업계에서 외쳐대는 선전을 그대로 믿을 것이 아니라, 공부를 해서 자기 스스로의 판단으로 결단을 내려야 합니다. 그렇지 못하다면, 멀지 않아서 '자연'의 혹독하고 비참한 응보를 피하지 못하게 될 것입니다. 이것이 바로 21세기를 살아가는 길이라고 생각합니다.

「자기 몸은 자기 스스로가 지켜간다!」 라는 내용의 이 책이 독자 스스로를 지키기 위한 참다운 참고서로서 활용되기를 바라마지 않습니다.

이 책을 추천합니다

단편적인 정보의 홍수 속에서 건강에 관한 기본 정보가 부족하여, 만족을 얻지 못하고 있는 분, 더욱 건강해져서 충실한 매일을 보내고자 염원하는 분들께 이 책을 권합니다. 그리하여, 이 책이 많은 사람들에게 읽혀서 삶을 지닌 누구에게나 행복의 길이 열리기를 기원합니다.

— 伊利 元 (의학박사)

미국인에 비해 지방섭취가 적은 일본인에게 생활습관병이 많은 이유 중의 하나가 과일 섭취량이 적은 탓입니다. 이 책은 글자 그대로「(이제까지의)상식을 깨는 초건강 혁명」이라고 하겠는데 영양학 교과서의 내용을 개정해야 할 사항도 많아서, 오늘날의 일본인이「스스로의 건강과 어린이들의 건강」및「일본의 장래」에 관해서　진지한　생각을　갖게　하는　양서(良書)입니다.
　　　　　— 농학박사 北川 博敏 (가가와 대학장)

　오래만에 고대하던「진솔한 건강책」을 만나 기쁩니
다.「상식을 깨는」내용이 아니라, 도리오「마땅히 그래
야 한다」라는 표현이 설득력이 강렬한 놀라운 내용의
책입니다. 이 책을 읽어, 한 사람이라도 더 올바른 식생
활을 인식하고 날씬한 몸매의 건강한 사람이 증가하기
를 바랍니다.
　　　　　　　　　　— 의학박사 鶴見 隆史

　생활습관병은 오늘날의 식생활과 화학약제에 저려 있
다시피 한 의료(醫療)로는 낫지 않습니다. 이 책이야 말
로「죽음의 미끼」로 지쳐 있는 많은 환자를 진정으로
고치어, 그 목숨을 구해 줄 것입니다. 인간의 천박한 행
위로 생겨난 황량한 고비사막에서 생명 넘치는 푸른 오
아시스를 찾아낸 느낌의 책입니다.

　　　— 外園 久芳(질병퇴치운동본부·후르츠 클리닉 원장)

《참고문헌》

● Susan Hazard 「Sugar And Carbohydrate Metabolism Disease」

● T. C. Fry 「Ascertaining the Human Dietary Character」

● T. C. Fry 「The Immense Wisdom and Providence of the Body」

● T. C. Fry 「Human Physiology and Anatomy and Our Nature」

● Mike Benton 「Sugar and Other Sweeteners May Be Worse Than Bad」

● Mike Benton 「Why Condiments Should Not Be Included in Diets」

● Mike Benton 「The Danger of A High Protein Diet」

● Robin Hur 「Osteoporsis」

● Robin Hur 「Osteoporsis : the Key to Aging」

이상 「The Life Science Health System」(Life Science Institute, 1996에서)

● Susan Hazard 「Freeing Yourself of Energy-Draining Influences」(High-Energy Methods A Special Course in Nutritional And health Science, Life Science Institute)

● John H. Tilden, M. D. 「Toxemia Explained」

● T. C. Fry 「The Myth of Health in America」

● Gabriel Counawna 「Raw vs Cooked Foods」

● John Robbins 「Diet for A New America」

● John Robbins 「The Food Revolution」

● Neal Barnard, M. D. 「Food for Life」

● Neal Barnard, M. D. 「Eat Right Live Longer」

● Erik Marcus 「Vegan」

● T. Collin Campbell, Ph. D. 「The China Project」

● T. Collin Campbell, Ph. D. 「Who's Mad… Cows or Humans ?」

● T. Collin Campbel, Ph. D. 「The Scientific Voice For A Plant Based Diet」

● Norman W. Walker, D. Sc. 「Fresh Vegetable and Fruit Juice」

● Joel Fuhrman, M. D. 「The Health Equation」

● Matthew Grace 「A Way Out/Dis-Ease Deception & The Truth About Health」

● Anne E. Frahm 「A Cancer Battle Plan」

● Mark Warreen Reinhardt 「The Perfectly Contented Neat-Eater's Guide to Vegetarianism」

● Bradly J. Willcox, M.D. Craig Willcox, Ph. D. & Makoto Suzuki, M. D. 「The Okinawa Program」

● Robert Cohen 「Milk : The Deadly Poison」

● Sapoty Brook 「Eco-eating」

● Susan Smith Jones, Ph. D. 「Choose Radiant Health & Happiness」

● Udo Erasmus 「Fats That Heal, Fats that Kill」

● Gabriel Cousens, M. D. 「Conscious Eating」

● Kieth Alen Asco, M. D. 「The Great Billion Dollor Medical Swindle」

● Joel Fuhrman, M. D. 「Osteoporosis : How to Get It and How to Avoid It」(Health Science January / February 1992)

● Steve Lusrgarden 「The Power of Your Plate」
(New Century Nutrition Vol. 2, No. 2. February 1996)

● 「Children Thrive on Vegetarian Diet」
(New Century Nutrition Vol. 2, No, 7. July 1996)

● Robert Heaney 「Calcium : How Your Diet Affects Require-ments」
(Vegetarian & Health Letter, February 1998)

● Iacono G. Calvatio, Montalto G., et al. 「Intolerance of Cow's Milk and Chronic Constipation in Children」(New England Journal of Medicine, 339, 110~4, 1988)

● Wynder El Fujita Y. Hiyama T. 「Comparative Epidemiology of Cancer Between The U.S. and Japan,」(Cancer, 67, 746~63, 1991)

● Frank Sabatino, D. C., Ph. D. 「Steps to Lifelong Health」
(International Health Conference. 1997)

● 「Health Science Newsletter」(Vol. 1, No. 17)

● 「Journal of Nutrition」(111, 553, 1981)

● 「Journal of Nutrition」(123, 1615~22, 1993)

● 「New Century Nutrition」(Vol. 2, No. 5, May 1996)

● 「American Journal of Public Health」(June 1997)

● 「British Medical Journal」(317 : 1332~3, 1342~45, 1998)

● 「American Journal of Clinical Nutrition」(73 : 5~6, 2000)

● 「Health Science」(September / October 1999)

● 「Health Science」(January / February 2000)

● 「Health Science」(September / October 2000)

● 「Health Science」(Spring 2001)

● 「Good Medicine」(Vol.Ⅷ, No. 2, Spring 1999)

● 「Good Medicine」(Vol. X, No. 3, Summer 2001)

● 「Natural Health」(January / February 2001)

● 「Living Nutrition」(Vol. 10, 2001)

● 「日經ヘルス」(December 1998)

● William Dufty 「Sugar Blues」

（『砂糖病＜シュガーブルス＞』）田村源二 譯, 日貿出版社

● Norman W. Waker D. Sc.「Pure & Simple Natural Weight Control」

（『自然の惠み健康法』弓場隆 譯, 春秋社)

● Robert S. Mendelsohn, M. D.「Confession of A Medical Heretic」

（『醫者が患者をだますとき』弓場隆 譯, 草思社)

● Hervey Diamond & Marilyn Diamond 「Fit for Life」

（『ライフスタイル革命』 松田麻美子 譯, キングベアー出版)

찾아보기

ㄱ

ㄴ

ㅁ

ㅂ

ㅈ

ㅊ

ㅎ

Super Health Revolution
(超健康革命)
by
Mamiko Matsuda
copyright©2002 by Mamiko Matsuda
originally published in Japan by Gsco publishing
Tokyo Japan

초건강혁명 (超健康革命)

1판 1쇄 인쇄 · 2002년 10월 15일
1판 1쇄 발행 · 2002년 10월 20일

지은이 · 마츠다 마미꼬
옮긴이 · 남 원 우
펴낸이 · 성 백 영
펴낸곳 · 지성문화사

등록번호 : 제5-14호(1976. 10. 21.)
서울시 종로구 숭인2동 1423 (대지B/D 205호)
TEL : 2233—5554, 2233—8090
FAX : 2238—4240

한국어판 번역출간권 ⓒ남원우. 2002